国家级实验教学示范中心
全国高等院校医学实验教学规划教材

局部解剖学实习指导

主　编　刘凤霞　陈胜国
主　审　甘子明　阿地力江·伊明
副主编　牛淑亮　王水泉　刘文娟
编　者　（按姓氏拼音排序）
阿卜杜热伊木江·如则　阿不都吉里力·阿不都克里木
阿地力江·伊明　白　鑫
陈胜国　董建江
甘子明　贾　龙
凯萨尔·多来提　李海磊
廖建军　刘凤霞
刘文娟　牛淑亮
斯依提·阿木提　吐尔逊江·达地汗
王水泉　薛志琴
杨文清　张　辉
张盼盼

科学出版社
北　京

内 容 简 介

“局部解剖学”是按照人体的局部分区（上肢、下肢、头部、颈部、胸部、腹部、盆部和会阴），研究各区域内器官与结构的形态、位置、毗邻和层次关系的科学。其是在学习“系统解剖学”的基础上，继续认识人体形态结构，为学习相关课程及临床课程，尤其是外科专业工作，打下必要的解剖学基础。“局部解剖学”实验教学采用直观式方法教学，示教和观察标本。

本书根据“局部解剖学教学大纲”的要求，以最新版规划教材为基础，组织了有丰富教学和命题经验的专家参与编写，内容包括目的与要求、实验重点、实验难点、参考教材、标本、教具、实验内容（结构辨认）和实验报告，旨在进一步培养医学生的观察能力，使学生重视实验，使学生形成“以人为本”的医学观念，同时便于学生学习和辨认标本。并且每次实验后配有实验报告，以进一步强化记忆和理解解剖结构的位置、形态、毗邻和层次。

图书在版编目（CIP）数据

局部解剖学实习指导 / 刘凤霞，陈胜国主编. —北京：科学出版社，2017.6

国家级实验教学示范中心·全国高等院校医学实验教学规划教材

ISBN 978-7-03-053021-9

Ⅰ. ①局… Ⅱ. ①刘… ②陈… Ⅲ. ①局部解剖学–医学院校–教学参考资料 Ⅳ. ①R323

中国版本图书馆 CIP 数据核字(2017)第 116923 号

责任编辑：张天佐　李国红 / 责任校对：桂伟利
责任印制：徐晓晨 / 封面设计：陈　敬

科 学 出 版 社 出版
北京东黄城根北街 16 号
邮政编码：100717
http://www.sciencep.com

北京凌奇印刷有限责任公司 印刷

科学出版社发行 各地新华书店经销

*

2017 年 6 月第 一 版　开本：787×1092 1/16
2019 年11月第三次印刷　印张：6 1/2
字数：149 000

定价：30.00 元

（如有印装质量问题，我社负责调换）

前　　言

"局部解剖学"是按照人体的局部分区，研究各区域内器官与结构的形态、位置、毗邻和层次关系的科学。其是在学习"系统解剖学"的基础上，继续认识人体形态结构，为学习相关课程以及临床课程，尤其是外科专业工作，打下必要的解剖学基础。为了学好"局部解剖学"，必须采取适合其实际特点的学习方法。

本书根据"局部解剖学教学大纲"的要求，以最新版规划教材为基础，组织了有丰富教学和命题经验的专家参与编写，旨在进一步培养医学生的观察能力。使学生重视实验，牢记"我要做实验"，而不是"要我做实验"，尤其是民族学生，观察到了即可理解，有助于与机械记忆的有机结合。为培养基础知识扎实、掌握现代医疗技能、人文素质强的医学人才打下基础。

本书的特点是内容简洁，条理清楚，并融合人文素质教育。使学生形成"以人为本"的医学观念，同时便于学生学习和辨认标本时的使用。并且每次实验后配有实验报告，以进一步强化记忆和理解解剖结构的位置和形态。

本书由新疆医科大学解剖学教研室教师分工编写，甘子明教授和阿地力江·伊明教授负责修改定稿，使本书能够尽快出版，特此表示由衷地感谢！本书编写过程中参考了一些《局部解剖学》的相关书籍，在此表示衷心感谢。因编者水平有限，书中如有疏漏之处，恳请各位读者批评、指正，以便再版时订正。

编　者

2017 年 5 月

目　　录

实验一 上 肢

一、目的与要求

1. 正确摸认上肢的体表标志，并能说出其临床意义。

2. 描述头静脉和贵要静脉及其在肘窝的交通，并能叙述其临床意义。

3. 能确认腋窝后壁的三边孔和四边孔，并描述其穿经的结构。

4. 能正确认定胸内侧、外侧神经，肩胛下神经和胸背神经、胸长神经。

5. 能辨认臂丛的 5 大分支，腋神经、桡神经、尺神经、肌皮神经和正中神经，并叙述各神经损伤后的运动和感觉障碍情况。

6. 能确定肘窝和腕管位置，并说出其内容物的毗邻关系。

7. 描述并辨认肱动脉及其分支。

8. 辨认掌浅弓和掌深弓，并能描述其组成。

9. 能剖出和认定肱骨肌管，并能指出其通过的结构。

10. 说出上肢皮神经的来源、行径、浅出部位，上肢骨不同部位骨折移位的解剖学基础。

11. 阐述常见畸形手（爪状手、猿手、垂腕）发生的原因。

二、实验重点

1. 腋窝的组成及腋前壁的解剖层次。

2. 手掌皮肤、浅筋膜的结构特点及临床意义。

3. 掌腱膜的形成、功能和临床意义。

4. 屈肌支持带和腕管的概念及腕管内通过的结构。

5. 掌中间隙、鱼际间隙的境界及临床意义。

6. 手指腱滑膜鞘的名称、交通关系和临床意义。

三、实验难点

1. 锁胸筋膜的解剖。

2. 臂丛及其分支的解剖。

3. 肩袖（肌腱袖）的形成。

4. 三边孔、四边孔的围成。

5. 上肢主要神经（正中神经、桡神经、肌皮神经、尺神经和腋神经）的走行和支配范围。

6. 腕管的概念及腕管内通过的结构。

7. 掌中间隙、鱼际间隙的构成及交通。

8. 手指腱滑膜鞘的名称、交通关系和临床意义。

四、标本、教具

1. 整具尸体标本（示肌肉、血管、神经），全身血管铸型标本。
2. 上肢局解标本（示肌肉、血管、神经）及挂图。
3. 瓶装手标本和手模型。
4. 臂和前臂横断面示深筋膜、肌间膈标本。

五、实验内容（结构辨认）

头静脉：起于手背静脉网的桡侧，沿前臂桡侧上行至肱二头肌外侧，经三角肌与胸大肌间沟行至锁骨下窝，穿深筋膜注入腋静脉或锁骨下静脉。

贵要静脉：起自手背静脉网的尺侧，沿前臂尺侧上行，肘窝处接受肘正中静脉注入，沿肱二头肌内侧上行至臂中点附近穿过深筋膜注入肱静脉，或伴肱静脉上行注入腋静脉。

腋鞘：包裹腋动脉、腋静脉和臂丛周围的结缔组织膜，也称颈腋管，与颈部椎前筋膜相延续。

锁胸筋膜：或称喙锁胸筋膜，是连于喙突、锁骨下肌和胸小肌上缘之间的深筋膜，有头静脉、胸肩峰动、静脉和胸外侧神经穿过。

腋动脉：在第 1 肋外缘至大圆肌下缘之间，以胸小肌为界分为三段，**臂丛的内侧束**、**外侧束**和**后束**包裹于腋动脉第二段的内、外、后方。

腋神经：发自臂丛后束，向下至肩胛下肌下缘，伴旋肱后动脉入四边孔。

桡神经：腋动脉后方，臂丛后束最大的分支。在臂部位于肱骨肌管内。在前臂，桡神经浅支沿桡动脉外侧下行，在前臂中、下 1/3 交界处转向背面并下行至手背，桡神经深支位于前臂伸肌群的浅、深层肌之间。

尺神经：行于肱动脉内侧，至臂中点向后穿过肌间隔，进入臂后区内下侧与尺侧上副动脉伴行，继而位于尺动脉的内侧，在尺侧腕屈肌与指深屈肌之间下行。

正中神经：伴肱动脉下行至肘窝，向下穿过旋前圆肌和指浅屈肌腱弓，下行于前臂指浅、深屈肌之间到达腕部。

肌皮神经：在肱二头肌与肱肌之间行向外下方，终支为前臂外侧皮神经，分布于前臂外侧的皮肤。

肋间臂神经：第 2 肋间神经的外侧皮支，跨腋窝分布于臂内侧部皮肤。

肩胛下神经：起自臂丛后束，2～3 支，至肩胛下肌和大圆肌。

胸长神经：沿前锯肌表面下降。

胸背神经：与肩胛下动脉和胸背动脉伴行，进入背阔肌。

三角肌：从前方、后方和外侧包绕肩关节的肌肉。

冈上肌：斜方肌深面冈上窝内。

冈下肌：位于冈下窝内，肌的一部分被三角肌和斜方肌覆盖。

大圆肌：小圆肌的下方，其下缘被背阔肌覆盖。

小圆肌：冈下肌的下方。

肩胛下肌：位于肩胛下窝内。

肩袖（肌腱袖）：冈上肌、冈下肌、小圆肌和肩胛下肌的腱经过肩关节周围时，与关节囊愈着，围绕肩关节形成一近环形的腱板。

斜方肌：位于项部和背上部的浅层。

背阔肌：位于背的下半部及胸的后外侧。

肩胛提肌：位于项部两侧、斜方肌的深面。

胸大肌：呈扇形，覆盖胸廓前壁的大部，分为锁骨部、胸肋部和腹部。

胸小肌：位于胸大肌深面，呈三角形。

前锯肌：位于胸廓侧壁，为一宽薄扁肌。

肱二头肌：位于臂前区浅层，呈梭形，长头起自肩胛骨盂上结节，经结节间沟穿出。短头在内侧，起自肩胛骨喙突。

喙肱肌：在肱二头肌短头的后内方。

肱肌：位于肱二头肌下部的深面。

肱三头肌：位于臂后区，是臂肌后群的唯一一块肌肉。

肱动脉：从腋动脉末端向下追寻，与同名静脉及正中神经伴行至肘前区。

臂内侧皮神经：较细小，可于腋静脉内侧寻找，并追踪其与肋间臂神经的吻合支。

前臂内侧皮神经：较粗大，可沿腋动脉内侧寻认。

前臂外侧皮神经：肘关节前面，肱二头肌腱稍外侧可见其由深筋膜浅出。

肘管：尺神经走行于肱骨内上髁后下方的尺神经沟内，临床上称此处为肘管。前壁为尺侧副韧带，后壁为连接尺侧腕屈肌两头的三角韧带，外侧壁是鹰嘴，内侧壁是肱骨内上髁。

尺动脉：经旋前圆肌深面、指浅屈肌和尺侧腕屈肌之间向下走行，至豌豆骨的桡侧。

桡动脉：经肱桡肌深面，行于肱桡肌腱与桡侧腕屈肌腱之间，绕桡骨茎突至手背。

桡血管神经束：行于肱桡肌尺侧缘或深面，由桡动脉及伴行的桡静脉、桡神经浅支组成。

尺血管神经束：在前臂远侧 2/3，位于尺侧腕肌与指浅屈肌之间。组成有尺动脉及两条伴行的尺静脉、尺神经。

正中血管神经束：在前臂中 1/3，位于指浅、深屈肌之间。组成有正中神经及伴行血管（常缺如，发自骨间前动脉）。

骨间前血管神经束：位于前臂骨间膜前方，拇长屈肌和指深屈肌之间，旋前方肌的深面。组成有骨间前血管（骨间总动脉）和神经。

肱深动脉：伴桡神经绕桡神经沟下行。

桡侧副动脉：肱深动脉的前支，与桡神经伴随穿外侧肌间隔。

中副动脉：肱深动脉的后支，在臂后区下行。

骨间总动脉：于肘窝处由尺动脉发出，至前臂骨间膜上端分为骨间前动脉和骨间后动脉。

肱骨肌管：肱三头肌与肱骨的桡神经沟之间围成，管的下口约在肱骨中、下 1/3 交界处。

肱桡肌：前臂前群肌浅层的桡侧，起自肱骨外上髁的上方，向下止于桡骨茎突。

旋前圆肌：位于肱桡肌的尺侧，构成肘窝的下界。

桡侧腕屈肌：位于旋前圆肌的尺侧。

掌长肌：位于桡侧腕屈肌的尺侧，肌腹很小而肌腱细长，连于掌腱膜。

尺侧腕屈肌：位于掌长肌的尺侧，止于豌豆骨。

指浅屈肌：将桡侧腕屈肌、掌长肌牵向外侧，暴露指浅屈肌。

指深屈肌：位于指浅屈肌深面稍内侧。

拇长屈肌：位于指浅屈肌深面的外侧。

旋前方肌：贴在桡、尺骨远端的前面。

前臂内侧肌间隔：位于前臂内侧前、后肌群之间，附于尺骨鹰嘴和尺骨后缘。

前臂外侧肌间隔：位于前臂外侧前、后肌群之间，附于桡骨外侧。

前臂骨间膜：连结于桡、尺两骨的骨间嵴之间一长而宽的坚韧结缔组织膜，在前臂近侧端缺如。

在前臂肌后群浅层，自桡侧向尺侧依次观察**桡侧腕长伸肌**、**桡侧腕短伸肌**、**指伸肌**、**小指伸肌**和**尺侧腕伸肌**。

将桡侧腕长伸肌、桡侧腕短伸肌向外侧牵拉，显露前臂后群的深层肌，由外上向内下依次排列：**旋后肌**、**拇长展肌**、**拇短伸肌**、**拇长伸肌**、**示指伸肌**。

鱼际：是手掌桡侧的肌性隆起。

小鱼际：是手掌尺侧的肌性隆起，比鱼际小。

蚓状肌：中间群手肌，位于屈指肌腱的桡侧。

骨间肌：骨间掌侧肌位于第 2～4 掌骨间隙内，共 3 块。骨间背侧肌位于 4 个骨间隙背侧，共 4 块。

屈肌支持带：位于腕掌侧韧带的远侧深面，又名腕横韧带，是厚而坚韧的结缔组织带，其尺侧端附于豌豆骨和钩骨，桡侧端附于手舟骨和大多角骨。

腕管：位于腕掌侧，由屈肌支持带（腕横韧带）与腕骨沟共同构成，管内有指浅屈肌腱、指深屈肌腱、拇长屈肌腱等 9 条肌腱及其腱鞘和正中神经通过。

伸肌支持带：腕后区的深筋膜增厚形成。其内侧附于尺骨和三角骨，外侧附于桡骨。

腕背六管：伸肌支持带向深方发出 5 个纤维隔，附于尺、桡骨的背面，将腕后区分成 6 个骨纤维性管道。①拇长展肌、拇短伸肌；②桡侧腕长伸肌、桡侧腕短伸肌；③拇长伸肌；④指伸肌、示指伸肌；⑤小指伸肌；⑥尺侧腕伸肌。

掌腱膜：手掌中央部浅筋膜深面，掌心指屈肌腱的浅面的手掌深筋膜。

掌浅弓：位于掌腱膜和掌短肌的深面，指屈肌腱、蚓状肌和正中神经及尺神经的浅面。

掌深弓：位于掌骨和骨间肌的浅面，指屈肌腱和屈肌总位鞘的深面。

腱纤维鞘：手指深筋膜增厚，附着于指骨及关节囊的两侧，形成一骨纤维性管道。

腱滑液鞘：位于腱纤维鞘内，为包绕肌腱的双层管状结构，由滑膜构成，分脏、壁两层。

指腱鞘：包绕指浅、深屈肌腱，由腱纤维鞘和腱滑膜鞘两部分构成。

指髓间隙：又称指髓，位于远节指骨骨膜与皮肤之间的密闭间隙，约占其远侧的 4/5 部。指髓内有许多纤维束或隔连于皮肤与骨膜之间，将指腹的脂肪分成许多小叶，内有血管和神经末梢。

正中神经的返支：正中神经外侧支在屈肌支持带下方的桡侧发出的一粗短返支，行于桡动脉掌浅支的外侧并自外侧进入鱼际。

指掌侧总神经：尺神经在小鱼际近侧、豌豆骨与钩骨之间处，分出浅、深两支。浅支发出一条指掌侧总神经，至第 4、5 指间的指蹼间隙处；正中神经经腕管进入掌，在屈肌支持带的深方发出 3 支指掌侧总神经，行于掌浅弓的深面。

指掌侧固有神经：分布于各指相对缘的皮肤，并分支至蚓状肌。

指掌侧固有动脉：沿 2～5 指的相对缘走行。

手背皮下间隙：为浅筋膜与手背腱膜之间的间隙。

腱膜下间隙：为手背腱膜与骨间背侧筋膜之间的间隙。

掌中间隙：位于中间鞘内侧半的深方。前界为中指、环指和小指屈肌腱、第 2～4 蚓状肌和手掌的血管、神经，后界为掌中隔后部，第 3、4 掌骨，骨间肌及其前面的骨间掌侧筋膜，内侧界为内侧肌间隔，外侧界为掌中隔的前部。

鱼际间隙：位于中间鞘外侧半深方。前界为掌中隔前部、示指屈肌腱、第 1 蚓状肌及手掌的血管、神经；后界为拇收肌筋膜；外侧界为拇长屈肌及其腱鞘；内侧界为掌中隔后部。

六、实验报告

（一）绘图

绘制观察到的上肢浅静脉，并与其他标本比较，了解其变异情况。

（二）填图

腋窝前壁的层次及主要血管、神经结构见图 1。

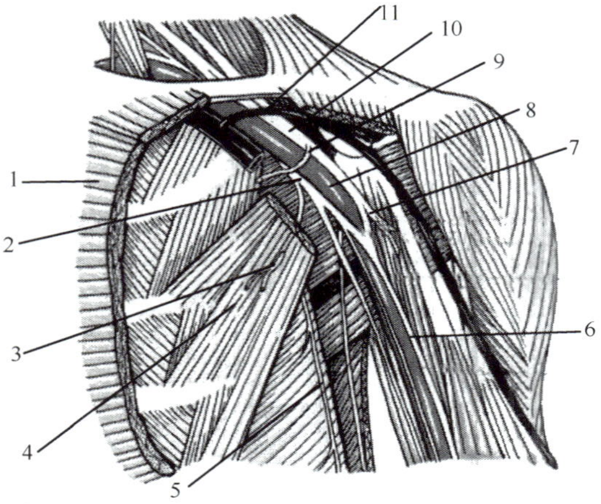

1. ________________
2. ________________
3. ________________
4. ________________
5. ________________
6. ________________
7. ________________
8. ________________
9. ________________
10. ________________
11. ________________

图 1　腋窝前壁的层次

（三）思考题

1. 肩袖是如何构成的？有何临床意义？
2. 腋鞘是如何构成的？有何临床意义？
3. 腋窝前壁的层次是怎样排列的？在胸小肌上、下缘各能观察到哪些结构？
4. 腋淋巴结可分为几群？各群的位置、收纳范围、回流及临床意义有哪些？
5. 哪些神经与肱骨骨面紧贴？损伤后可出现什么样畸形？为什么？
6. 腕管是如何构成的？有哪些结构通过腕管？
7. 试述掌心部的层次结构。

实验二　下　　肢

一、目的与要求

1. 正确摸认下肢的体表标志，并说出其临床意义。
2. 描述下肢的层次结构。
3. 说出运动下肢各主要关节的肌肉的名称、起止、作用和神经支配。
4. 说明下肢的动脉、静脉和淋巴分布，下肢神经的主要行径、分支和分布范围。
5. 描述下肢主要的局部结构。
6. 说出股骨骨折（股骨上 1/3、中 1/3、下 1/3）错位与肌群作用的关系。
7. 阐述下肢主要神经损伤后的症状，说明常见畸形足（仰趾足、马蹄足、外翻足、内翻足）发生的原因。

二、实验重点

1. 运动下肢各主要关节的肌肉。
2. 下肢的动脉、静脉和淋巴分布。
3. 下肢神经的主要行径、分支和分布范围、主要神经损伤后的症状。
4. 下肢重要的局部结构。

三、实验难点

1. 肌腔隙、血管腔隙的位置、境界和通过的结构。
2. 股管的位置、形态、内容和临床意义。
3. 股三角的位置、边界及内容物的排列关系。

四、标本、教具

1. 整尸标本，全身血管铸型标本。
2. 下肢局部解剖标本及挂图。
3. 梨状肌上、下孔及其通行结构标本。
4. 骨性骨盆、离体骨盆湿标本（带韧带）。
5. 离体下肢肌、神经、血管标本；
6. 膝关节、踝管标本。

五、实验内容（结构辨认）

阔筋膜：大腿的深筋膜。

髂胫束：大腿外侧厚的深筋膜，起自髂嵴前份，上部包裹阔筋膜张肌，下端附着于胫骨外侧髁和腓骨头等。

隐静脉裂孔：又称卵圆窝。为腹股沟韧带中、内 1/3 交点下方一横指处阔筋膜形成的一个卵圆形薄弱区。表面覆盖一层多孔的疏松结缔组织膜称筛筋膜或外筛板。

阔筋膜张肌：位于大腿上部前外侧，起自髂前上棘，肌腹在阔筋膜两层之间。

臀大肌：位于臀部浅层、大而肥厚，形成特有的臀部隆起。

翻开臀大肌，检查并辨认臀部中层诸肌，从上往下依次为臀中肌、梨状肌、上孖肌、**闭孔内肌肌腱**、下孖肌和**股方肌**。

臀中肌：前上部位于皮下，后下部位于臀大肌的深面。

臀小肌：位于臀中肌的深面。

梨状肌：位于臀中肌的下方。观察梨状肌出坐骨大孔后止于大转子，并将该孔分为**梨状肌上、下孔**的情况。

缝匠肌：起于髂前上棘，经大腿的前面，斜向下内，止于胫骨上端的内侧面。

股四头肌：大腿的前群肌，是全身最大的肌，有 4 个头，即股直肌、股内侧肌、股外侧肌和股中间肌。

耻骨肌：为长方形的短肌，位于髂腰肌的内侧。观察股三角底，将股神经和股血管轻轻牵起，可见构成股三角底的肌肉自内向外为**长收肌**、**耻骨肌**和**髂腰肌**。

短收肌：近似三角形的扁肌，位于耻骨肌和长收肌的深面。

大收肌：位于耻骨肌、短收肌、长收肌的深面，大而厚，呈三角形。

股薄肌：长条肌，位于大腿的最内侧。

股二头肌：位于股后部的外侧，有长、短两个头。

半腱肌：位于股后部的内侧，肌腱细长，几乎占肌的一半。

半膜肌：在半腱肌的深面，上部是扁薄的腱膜，几乎占肌的一半。

股鞘：为腹横筋膜及髂筋膜向下包绕股动、静脉上段形成的筋膜鞘。鞘内有两条纵行的纤维隔将鞘分为三个腔，外侧者容纳股动脉，中间者容纳股静脉，内侧者形成股管。

股动脉：是髂外动脉的直接延续，自腹股沟韧带中点深面，在股三角内下行，经收肌管至腘窝移行为腘动脉。

旋股内侧动脉：起点同样有诸多变化，经耻骨肌与髂腰肌之间行向后内分布于股后区。

旋股外侧动脉：可起自股动脉，亦可起自股深动脉近起点处，或与旋股内侧动脉共干起自股深动脉。于缝匠肌与髂腰肌之间外行，在股直肌深面分为升、横、降三支，分布于股前区及臀部诸肌。

穿动脉：将长收肌翻向止点，可见动脉紧贴股骨内侧缘，穿大收肌至股后区。

股深动脉：由股动脉发出，进入长收肌深面，并借长收肌与股动脉相分隔。

股静脉：位于股动脉的内侧，为腘静脉向上的延续，向上与股动脉伴行。沿大隐静脉末端向上纵行切开股鞘前壁，可见股静脉。

股环：是股管上通腹腔的通道，四个边界基本与股管一样，被薄层疏松结缔组织所覆盖，称股环隔或内筛板，隔的上面盖有腹膜。

股管：股鞘内侧份的一漏斗状筋膜间隙。股管前界为腹股沟韧带；后界为耻骨梳韧带、耻骨肌及其筋膜；内侧界为腔隙韧带；外侧界为股静脉内侧的纤维隔。股管下端为盲端，上口称股环。

股凹：股环位置的腹膜凹陷，撕开腹膜才能暴露股环。

股三角内的内容物由外向内依次为**股神经**、股鞘及其包含的股动、静脉，股管及腹股沟深淋巴结、脂肪组织等。

隐神经：纵行切开大收肌腱板，查看管内股动脉、股静脉、隐神经及三者关系。向上追踪隐神经至股神经；向下追踪可见隐神经于缝匠肌与股薄肌之间穿出深筋膜，至膝关节下内侧与大隐静脉伴行。

收肌管：又称 Hunter 管，位于股前内侧部中 1/3 段内侧份。前内侧壁为收肌腱板，前外侧壁为股内侧肌，后壁为长收肌及大收肌，浅面盖缝匠肌。上口与股三角尖端相通，下口为收肌腱裂孔通向腘窝。管内通过的结构有隐神经、股动脉和股静脉。

股外侧皮神经：于髂前上棘下方约 5～10 厘米处稍偏内侧寻认。

出入梨状肌下孔的血管和神经，由外侧向内侧依次为：**坐骨神经**、**股后皮神经**、**臀下神经**、**臀下动脉**、**臀下静脉**及阴部内动脉、阴部内静脉和阴部神经等。

闭孔血管神经前、后支：长收肌与短收肌之间辨认闭孔血管神经前支；将短收肌牵拉起，可见深面的闭孔血管神经后支。

在股骨大转子与第 1、2、3 腰椎之连线，于髂嵴处寻平行分布的臀上皮神经中的一两支即可。

在髂后上棘与尾骨尖间寻找平行分布的臀中皮神经中的一支即可。

臀下皮神经：有 2～3 支分布于臀下部皮肤，在臀大肌下缘中 1/3 处找出一支即可。

臀上血管、神经：梨状肌上缘与臀中肌之间，辨认臀上血管浅支；在臀中、小肌之间，辨认臀上血管的深支和臀上神经的分支，追踪它们进入臀中肌、臀小肌和阔筋膜张肌。

大收肌腱板：将缝匠肌下半拉向止点，可暴露。此时可见隐神经与膝降动脉一起穿大收肌腱板下行至膝关节内侧。

大收肌腱裂孔：大收肌腱与股骨之间的一裂孔。

腹股沟韧带：腹外斜肌腱膜下缘伸张于髂前上棘至耻骨结节间，向后卷曲反折增厚形成。

腔隙韧带：腹股沟韧带内侧一小部分纤维向下后方，并向外侧转折，形成腔隙韧带（陷窝韧带）。

耻骨梳韧带：腔隙韧带向外侧延续附着于耻骨梳的部分。

髂耻弓：一端连于腹股沟韧带，另一端附于髋骨的髂耻隆起的一韧带。

腘动脉：是股动脉在腘窝的延续，与股骨腘面及膝关节囊后部紧贴。

腘静脉：在腘窝内位于腘动脉浅面并与之伴行，并包于同一纤维鞘内。

胫前动脉和胫后动脉：在腘肌下缘处，寻认腘动脉分出的 2 个分支。

胫前动脉：腘动脉分出后经小腿骨间膜上部穿至小腿前区。

胫后动脉：腘动脉下行经比目鱼肌腱弓之前方至小腿后群浅、深层肌之间，经内踝后下方至足底。沿途与胫神经伴行。

胫神经：与胫后动脉伴行，在小腿上部位于动脉内侧，继而与动脉交叉，行至小腿下部，位于动脉外侧，经屈肌支持带深面至足底。

腓总神经：腓骨头后下方寻找。该神经向下穿入腓骨长肌，沿神经走向切开腓骨长肌的起点，分离出腓总神经绕腓骨颈外侧分为腓深神经和腓浅神经。

腓深神经： 伴随胫前动、静脉。注意腓深神经的肌支。

腓浅神经： 于腓骨颈高度由腓总神经发出，下行于腓骨长、短肌之间。

腘肌： 斜位于腘窝底，起自股骨外侧髁的外侧面上缘，止于胫骨比目鱼肌线以上的骨面。

胫骨前群肌的内侧为**胫骨前肌**，中间为**䠉长伸肌**，外侧为**趾长伸肌**。

腓骨的表面，小腿前、后肌间隔之间，浅层为**腓骨长肌**，深层为**腓骨短肌**。

小腿三头肌： 小腿后群肌的浅层，浅表的两个头称腓肠肌，位置较深的一个头是比目鱼肌，和腓肠肌的腱合成粗大的跟腱止于跟骨。

在腘肌的下方，由内侧向外侧辨认**趾长屈肌**、**胫骨后肌**和**䠉长屈肌**，并向下追踪至屈肌支持带处胫骨后肌。

足背肌： 较薄弱，为伸跗趾的跗短伸肌和伸第 2～4 趾的趾短伸肌。

足底肌： 配布情况和作用与手掌肌相似，也分为内侧群、外侧群和中间群，但没有与拇指和小指相当的对掌肌。

伸肌上支持带： 又称小腿横韧带，由小腿下部的深筋膜增厚而成，位于踝关节上方，连于胫、腓骨下端之间，深面有两个间隙，内侧者通过胫骨前肌腱、胫前血管和腓深神经；外侧者通过足跗长伸肌腱、趾长伸肌腱和第 3 腓骨肌。

伸肌下支持带： 又称小腿十字韧带，位于踝关节前方的足背区，多呈横的“Y”字形，外侧端附于跟骨外侧面，内侧端分叉附于内踝及足内缘。

足背动脉： 为胫前动脉的直接延续，经长伸肌腱和趾长伸肌腱之间前行，至第 1 跖骨间隙近侧分为第 1 跖背动脉和足底深支 2 终支。

踝管： 屈肌支持带与跟骨内侧面、内踝之间共同围成的管。其内通过的结构由前向后排列，依次为①胫骨后肌腱，②趾长屈肌腱，③胫后动、静脉和胫神经，④足跗长屈肌腱。

䠉展肌和趾短屈肌之间寻认足底内侧神经和血管；趾短屈肌和小趾展肌间寻认足底外侧神经血管。

踝关节的内侧韧带： 起于内踝下缘，止于舟骨、距骨和跟骨的前内，呈“三角形”。

踝关节的外侧韧带： 分成 3 部分：距腓前韧带位于外踝前缘和距骨之间；距腓后韧带位于外踝后缘和距骨之间；跟腓韧带位于外踝尖和跟骨外侧面中部之间。外侧韧带比内侧韧带薄弱，故易损伤。

六、实验报告

（一）绘图

根据标本实际情况绘制大、小隐静脉及其属支，并标注结构名词。

（二）填图

出、入梨状肌上、下孔的结构及周围结构见图 2。

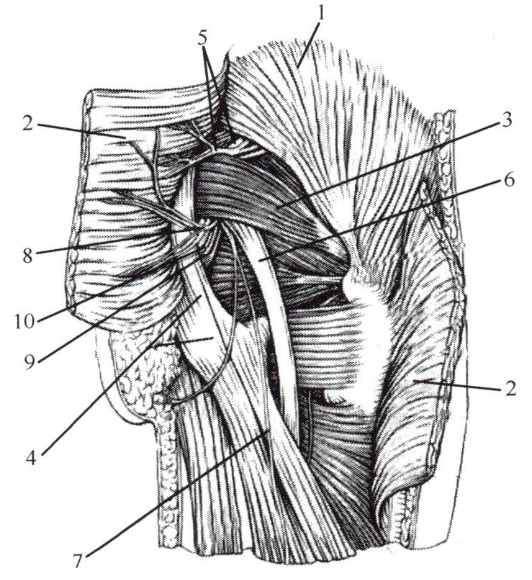

1. ________________
2. ________________
3. ________________
4. ________________
5. ________________
6. ________________
7. ________________
8. ________________
9. ________________
10. ________________

图 2　出入梨状肌上、下孔的结构及周围结构

（三）思考题

1. 股鞘是如何构成的？有何内容？
2. 股三角是如何构成的？有何内容？
3. 肌腔隙、血管腔隙的境界及内容是什么？
4. 股管位于何处？其形态结构怎样？股疝是如何形成的？为何易发生绞窄？
5. 小腿后群肌麻痹是什么神经损伤？足部会产生什么症状？为什么？
6. 腓骨颈骨折可能损伤什么神经？损伤后会出现什么症状？为什么？
7. 踝管是怎样构成的？通过此管的结构有哪些？

实验三　头　　部

一、目的与要求

1. 正确摸认《局部解剖学》教材“表面解剖”栏目中所列出的体表标志，并能说出其临床意义。

2. 能辨认眼轮匝肌和口轮匝肌。

3. 能认定和追踪面动脉及其分支。

4. 能认定眶上神经、眶下神经和颏神经。

5. 辨认穿经腮腺的重要血管神经：面神经分支、下颌后静脉、颈外动脉和耳颞神经。

6. 能辨认上颌动脉及其分支，下颌神经及其分支和鼓索。

7. 在取出的脑标本上，能准确辨认 12 对脑神经。

8. 在取出的脑标本上，能准确认定大脑动脉环，大脑前、中、后动脉和椎动脉及基底动脉。

9. 在颅底内面，能辨认穿经海绵窦的结构，并说明其临床意义。

10. 在颅底内面，能够认定三叉神经根、节及三大分支。

二、实验重点

1. 颅顶区的境界和主要标志。

2. 额顶枕区的层次结构与临床的关系，以及该区主要血管、神经的分布概况。

3. 颞区层次结构与临床。

4. 面部血管、神经分布。

三、实验难点

1. 颞区的解剖层次与临床的关系。

2. 穿经腮腺的血管和神经名称及其临床意义。

四、标本、教具

1. 额顶枕区局解标本。

2. 头、颈部局解标本、模型、挂图。

3. 面浅部、腮腺咬肌区局解标本。

4. 各种颅、脑、硬脑膜标本。

五、实验内容（结构辨认）

表情肌：位于浅筋膜内，多起于面颅，终于皮下，有的肌纤维色淡而菲薄。

腮腺浅叶：前覆盖于咬肌后份的浅面，后邻接乳突前缘及胸锁乳突肌前缘的上份。

颞浅血管和**耳颞神经**：腮腺上缘，近耳根处可见穿出至颞部。

面神经颞支：腮腺前上缘寻找，并追踪至额肌。

面神经颧支：颧弓和腮腺管之间，寻找细小的**面横动脉**及面神经**颧支**，追踪后者至眼轮匝肌。

面神经颊支：腮腺前缘，腮腺管的上、下方寻找面神经**颊支的**上、下主支至颊肌。

腮腺导管：腮腺前缘，平颧弓下约 1 厘米处，寻认腮腺导管至咬肌前缘穿颊肌处。

面神经下颌缘支：腮腺前下缘沿下颌骨体下缘追踪其至降口角肌。

面神经颈支：腮腺下缘寻找颈支至颈阔肌。

咬肌前缘寻认**面动脉**及位于该动脉后方的**面静脉**，并追踪其经口角、鼻翼两侧至内眦止。

下颌后静脉：颞浅静脉和上颌静脉与同名动脉伴行，穿入腮腺，汇合形成下颌后静脉。将面神经主干及其终支翻向后，寻认下颌后静脉，其在颈外动脉的浅面下行。

眶上神经：在眶上缘中、内 1/3 交界处稍上方，纵行分离枕额肌额腹，寻找眶上神经和血管，逆行追踪可见其由眶上切迹或眶上孔浅出。

眶下神经：将眼轮匝肌下内侧部翻起，可见眶下神经及伴行血管，由眶下孔浅出。

颏神经：于口角处向下翻开降口角肌，寻认由颏孔浅出的颏神经及伴行血管。

腮腺床：腮腺的深面与茎突诸肌（茎突舌肌、茎突咽肌、茎突舌骨肌）及深部血管神经相邻。包括颈内动脉、颈内静脉，舌咽神经、迷走神经、副神经及舌下神经共同形成“腮腺床”，并借茎突与位于其浅面的颈外动脉分开。

咬肌：起自颧弓下缘及其深面，止于下颌支外侧面和咬肌粗隆，其后上部为腮腺覆盖。

颞肌：呈扇形，起自颞窝和颞筋膜深面，前部肌纤维向下，后部肌纤维向前，逐渐集中，经颧弓深面，止于下颌骨的冠突。

翼内肌：位于颞下窝的下内侧部。

翼外肌：位于颞下窝的上外侧部。

翼丛：在修洁上颌动脉及其分支的过程中，可见一些小静脉交织成网，即为翼丛。

上颌静脉：由翼丛向后外延续为上颌静脉，该静脉与同名动脉伴行于下颌颈深面，与颞浅静脉汇合为下颌后静脉。

上颌动脉：在下颌颈深面由颈外动脉发出后经颞下窝进入翼腭窝，以翼外肌为标志分为三段。

脑膜中动脉：追踪耳颞神经，将下颌头及翼外肌向前翻起，辨认脑膜中动脉至棘孔，并观察耳颞神经两根包绕动脉的情况。

下牙槽血管神经：位于翼颌间隙内，下颌颈及下颌支与深面的软组织分离受阻力处为下牙槽神经和血管入下颌孔处。寻认**下牙槽神经**发出的**下颌舌骨肌神经**。

颊动脉：由上颌动脉第二段发出，与下颌神经的分支颊神经相伴行至颊肌。

颊神经：由翼外肌两头之间浅出。

舌神经：在下牙槽神经的前方、翼内肌表面细心清除脂肪组织，找出舌神经。

鼓索：在脑膜中动脉内侧，辨认斜向前下以锐角加入舌神经的鼓索。

翼下颌间隙：位于翼内肌与下颌支之间，与咬肌间隙仅隔以下颌支，两间隙经下颌切迹相通。此间隙内有舌神经、下牙槽神经和同名动、静脉通过。牙源性感染常累及此间隙。

咬肌间隙：位于咬肌深部与下颌支上部之间的间隙，咬肌的血管神经即通过下颌切迹穿入此隙，从深面进入咬肌。此间隙的前方紧邻下颌第三磨牙。

“头皮”：皮肤、浅筋膜（皮下组织）、帽状腱膜及颅顶肌（额、枕肌）的合称。

颅顶部“危险区”：腱膜下疏松结缔组织，又称腱膜下间隙，位于帽状腱膜与骨膜之间的薄层疏松结缔组织。

腱膜下间隙：帽状腱膜与骨膜之间的薄层疏松结缔组织。

骨膜下间隙：颅骨外模与颅骨之间。

眶上血管神经和**滑车上血管神经**：后者在眶上缘内侧部的上方距正中线约一横指宽处穿出额肌纤维，后者常有两支，位置较靠内侧。

耳后动脉：自二腹肌后腹上缘高度，在乳突前方上行至耳郭后方。

枕小神经：勾绕副神经，沿胸锁乳突肌后缘行向后上，分布于枕部皮肤。

枕血管和枕大神经：距枕外隆凸外侧 2.5 厘米处找出穿深筋膜的枕动脉和枕大神经，追至颅顶。

大脑镰：伸入两侧大脑半球之间纵裂内的硬脑膜。

小脑幕：伸入大脑枕叶与小脑之间的硬脑膜。

小脑镰：在小脑幕后部的下方伸入两侧小脑半球之间的小脑后切迹的硬脑膜。

小脑幕切迹：小脑幕凹陷的前内侧缘游离，向前延伸附着于前床突，形成小脑幕切迹。

蛛网膜颗粒：上矢状窦及其两侧的许多绒毛状突起，突入上矢状窦及其附近的硬脑膜窦内。

上矢状窦：位于大脑镰上缘，前方起自盲孔，后方止于窦汇。

下矢状窦：位于大脑镰下缘后 1/2～2/3 内，向后通直窦。

直窦：位于大脑镰与小脑幕连接处。

横窦：在横窦沟处，由小脑幕后缘两层分开而形成的管道，连接窦汇与乙状窦。

乙状窦：是横窦的延续，位于乙状窦沟内。

海绵窦：位于蝶鞍的两侧，前达眶上裂内侧部，后至颞骨岩部的尖端。窦内有颈内动脉、展神经通行。外侧壁内，自上而下排列动眼神经、滑车神经、眼神经与上颌神经。

翼点：位于颧弓中点上方约二横指处，为额、顶、颞、蝶四骨汇合之处，多呈“H”形。其内面有脑膜中动脉前支通过.

颅盖骨表层的密质，分别称**外板**和**内板**，外板厚而坚韧，富有弹性，内板薄而脆，故颅骨的骨折多见于内板。

板障：内、外板间的骨松质。

鞍区：位于蝶骨体上面，为蝶鞍及其周围附近区域。主要结构有垂体、垂体窝和两侧的海绵窦等。

垂体：位于蝶鞍中央的垂体窝内，借垂体柄及鞍膈与第三脑室底的灰结节相连。

六、实验报告

（一）绘图

腮腺及穿经腮腺的血管、神经。

（二）填图

腮腺床结构见图 3。

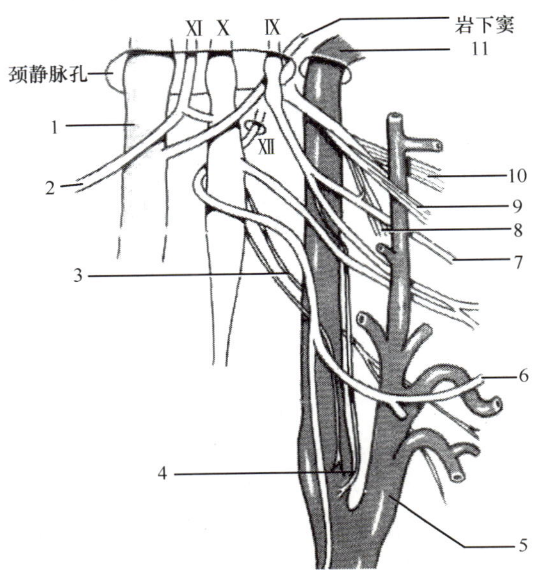

图 3 腮腺床结构

1. ______________________
2. ______________________
3. ______________________
4. ______________________
5. ______________________
6. ______________________
7. ______________________
8. ______________________
9. ______________________
10. ______________________
11. ______________________

（三）思考题

1. 如何鉴别颅顶皮下、腱膜下和骨膜下血肿？
2. 海绵窦的位置、内容安排及连属关系如何？
3. 试述垂体的位置、毗邻及垂体肿瘤时可能出现的压迫症状？
4. 面部“危险三角”的位置及其临床意义是什么？
5. 试述腮腺的位置、形态和毗邻关系。
6. 穿经腮腺的结构有哪些？
7. 试述翼下颌间隙的位置、内容和临床意义。

实验四　颈　　部

一、目的与要求

1. 正确摸认颈部的体表标志，并说出其临床意义。
2. 说出颈部的境界和分区。
3. 描述颈筋膜间隙和各区内的主要结构。
4. 说出颈丛、臂丛的组成和分布，颈交感干的位置及主要分支。
5. 描述甲状腺的位置、毗邻、被膜及甲状腺的血管与喉神经的关系。
6. 解释颈动脉鞘的概念。
7. 能认出锁骨下动脉的重要分支，甲状颈干、椎动脉和胸廓内动脉。
8. 能正确辨认胸导管末段。

二、实验重点

1. 舌骨上、下肌群各肌的名称、位置和神经支配。
2. 颈深筋膜、气管前间隙、咽后间隙和椎前间隙的位置和感染时的蔓延途径。
3. 颈动脉鞘的概念和内容物。
4. 气管颈部的位置与毗邻。
5. 锁骨下动脉第一段的毗邻，及其主要分支的行径及分布。

三、实验难点

1. 迷走神经和舌咽神经在颈部的分支、支配范围。
2. 甲状腺的血管和神经之间的关系，甲状腺的毗邻。
3. 颈丛的位置、分支及分布。

四、标本、教具

1. 整尸标本。
2. 平 C_6 横段面及颈根部示教标本。
3. 颈部局解标本、模型及挂图。

五、实验内容（结构辨认）

颈外静脉： 在下颌角后方，找到颈外静脉起始段，沿胸锁乳突肌表面从上向下追踪静脉至其穿入深筋膜处。

颈前静脉： 颈正中线两侧的浅筋膜内自上而下寻找，并追踪其穿入深筋膜处。

面神经颈支： 自腮腺下端穿出，入颈阔肌深面，行向前下方，支配颈阔肌运动。

颈阔肌： 在颈前外侧部脂肪层深面的一菲薄皮肌。

胸锁乳突肌：在颈部两侧皮下，大部分为颈阔肌所覆盖，在颈部形成明显的标志，其起端两头之间称为锁骨上小窝，位于胸锁关节上方。

颈丛及分支：位于胸锁乳突肌上部深面，中斜角肌和肩胛提肌浅面。分支有皮支、肌支和膈神经。

颈丛皮支：在胸锁乳突肌后缘中点附近的浅筋膜内，向前、上、下寻找由此潜出的颈丛皮支：①颈横神经越胸锁乳突肌表面至颈前；②耳大神经沿该肌表面上行至耳廓附近；③枕小神经循该肌后缘向后上至枕部；④锁骨上神经向外下方分为 3 支分布于颈外侧及胸、肩部。

膈神经：位于前斜角肌前面，椎前筋膜深面；在胸膜顶前内侧、迷走神经外侧，穿经锁骨下动、静脉之间进入胸腔。

颈深筋膜浅层：又名封套筋膜。围绕整个颈部，包绕斜方肌和胸锁乳突肌，形成两肌的鞘；向后附着于项韧带及第 7 颈椎棘突。

气管前筋膜：又称内脏筋膜，紧贴在舌骨下肌群的后面，经甲状腺及其血管、气管颈部及颈动脉鞘的前方；两侧在胸锁乳突肌的深面与颈筋膜浅层相连。

椎前筋膜：位于椎前肌及斜角肌前面，上起自颅底，下续前纵韧带及胸内筋膜。颈交感干、膈神经、臂丛及锁骨下动脉等结构行经其后方。

胸骨上间隙：是颈筋膜浅层在距胸骨柄上缘 3～4cm 处分为前、后两层，分别附着于胸骨柄的前、后缘所形成的筋膜间隙，内有胸锁乳突肌胸骨头、颈前静脉下段、颈静脉弓等。

锁骨上间隙：是颈筋膜浅层在锁骨上方分为两层所形成的筋膜间隙，经胸锁乳突肌后方与胸骨上间隙相通；内有颈前静脉、颈外静脉末段及蜂窝组织等。

气管前间隙：位于气管前筋膜与气管颈部之间，内有气管前淋巴结、甲状腺下静脉、甲状腺奇静脉丛、甲状腺最下动脉、头臂干及左头臂静脉，小儿有胸腺上部。

咽后间隙：位于椎前筋膜与颊咽筋膜之间，其外侧为颈动脉鞘；其位于咽壁侧方的部分，称为咽旁间隙，内有淋巴结及疏松结缔组织。

椎前筋膜（间隙）：颈筋膜深层，位于椎前肌及斜角肌前面，上起自颅底，下续前纵韧带及胸内筋膜。颈交感干、膈神经、臂丛及锁骨下动脉等结构行经其后方。

角淋巴结：颈内静脉二腹肌淋巴结位于二腹肌后腹下方，面静脉汇入颈内静脉的交角处，临床上又称角淋巴结；其功能是收纳鼻咽部、腭扁桃体及舌根部的淋巴。

下颌舌骨肌：二腹肌前腹深面的三角形扁肌，起自下颌骨的下颌舌骨肌线，止于舌骨，与对侧肌汇合于正中线，组成口腔底。

下颌下三角深面由浅入深依次为**下颌舌骨肌**、**舌骨舌肌**和**咽中缩肌**。

舌神经：在下牙槽神经的前方、翼外肌深面、翼内肌表面仔细清除脂肪组织，找出舌神经及其下方的**下颌下神经节**，并追踪神经至舌骨舌肌的表面。

在下颌下腺深部前缘，舌骨舌肌表面寻找**下颌下腺管**。

下颌下腺：在由二腹肌前、后腹和下颌骨下缘围成下颌下三角内辨认下颌下腺。

舌下神经：经二腹肌后腹深面进入三角，呈弓形越过颈内、外动脉浅面，再经二腹肌后腹前端深面进入下颌下三角。在舌骨舌肌表面寻认舌下神经。

舌咽神经： 经颈内动、静脉之间下行，呈弓形行向前，经舌骨舌肌内侧到达舌根。

副神经： 经二腹肌后腹深面入颈动脉三角的后上角，越过颈内静脉浅面（或深面）行向后外，至胸锁乳突肌深面发肌支支配该肌，本干至颈后三角。

舌动脉： 舌骨大角上方与舌下神经之间寻找，追踪至口腔底。

面动脉： 舌动脉上方，二腹肌后腹的深面，或在咬肌止点前缘与下颌骨下缘交点处寻面动脉。

下颌下淋巴结： 位于下颌下腺附近。

锁骨上淋巴结（Virchow's 淋巴结）： 沿颈横血管排列，位置恰好在锁骨上大窝内，其中位于左侧颈根部静脉角处的淋巴结又称 Virchow's 淋巴结。

颈动脉鞘： 颈筋膜包裹颈总动脉、颈内动脉、颈内静脉和迷走神经形成的筋膜鞘。鞘的浅面有胸锁乳突肌、胸骨舌骨肌、胸骨甲状肌、肩胛舌骨肌下腹、颈袢和甲状腺上、中静脉。

颈内静脉及属支： 位于颈总动脉外侧，大部分为胸锁乳突肌所掩盖。其属支多在舌骨大角附近汇入，如面静脉、甲状腺的静脉、舌静脉等。

颈总动脉及分支： 位于颈内静脉内侧，平甲状软骨上缘处分为颈外动脉和颈内动脉。

颈内动脉： 自颈外动脉的后外方行至其后方，经二腹肌后腹深面至下颌后窝，经颈动脉管入颅中窝。该动脉在颈部无分支。

颈外动脉： 沿颈内动脉前内方垂直上行。在甲状软骨上缘至舌骨大角间，依次向前发出甲状腺上动脉、舌动脉及面动脉；近二腹肌后腹下缘处向后上发出枕动脉；自颈外动脉起端的内侧发出咽升动脉，行向上方。

迷走神经： 将颈总动脉和颈内静脉分别向内、外侧拉开，两血管后方是迷走神经。

喉上神经喉内支： 在甲状腺侧叶的上极，舌骨大角与甲状软骨间找出喉上动脉及与其伴行的喉上神经内支，追踪至穿入甲状舌骨膜处。

喉上神经喉外支： 在甲状腺侧叶的上极寻找，在与甲状腺上动脉内后方找出伴行的喉上神经外支。外支伴甲状腺上动脉行向前下方，在距侧叶上极约 1cm 处，与动脉分开。

交感干： 颈动脉鞘的后方，颈椎体的两侧，颈筋膜深层的深面，剥寻颈交感干的 3 个神经节（颈中神经节可能不易辨认）和节间支。

星状神经节： 位于第 1 肋颈的前方，长约 1.5～2.5cm。

甲状腺悬韧带： 气管前筋膜或内脏筋膜于甲状腺侧叶的后外方分为前、后两层包绕甲状腺，形成甲状腺鞘。腺鞘后层增厚形成甲状腺悬韧带，在甲状腺侧叶后面，辨认由假被膜增厚附于喉软骨和上位气管软骨上的甲状腺悬韧带。

甲状腺上动脉： 颈外动脉起始部或颈总动脉末端前壁寻找，向下追至甲状腺侧叶上极。

甲状腺下动脉： 将甲状腺侧叶翻向内侧，显露甲状腺侧叶后面，在腺的下极附近寻找。

喉返神经： 食管与气管之间侧方的沟内寻找，甲状软骨下角可作为寻找喉返神经的标志。通常行经甲状腺腺鞘之外，多在甲状腺侧叶下极的后方与甲状腺下动脉有复杂的交叉关系。

甲状腺峡：第 2～4 气管软骨前方，下方有甲状腺下静脉、甲状腺奇静脉丛和可能存在的甲状腺最下动脉。

甲状腺侧叶：贴于喉与气管上部的侧面，上至甲状软骨中部，下达第 6 气管软骨环，后方平对第 5～7 颈椎高度。

环状软骨：位于甲状软骨下方。环状软骨弓两侧平对第 6 颈椎横突，是喉与气管、咽与食管的分界标志；又可作为计数气管环和甲状腺触诊的标志。

甲状旁腺：甲状腺侧叶后面上、下部的结缔组织中试寻找两对甲状旁腺（如绿豆大小，扁平棕黄色结构）。或许找不到，可能包埋在甲状腺实质内。

气管食管旁沟：气管后方为食管，二者之间的气管食管旁沟内有喉返神经。

静脉角：颈根部，前斜角肌内缘处，颈内静脉与锁骨下静脉汇合成头臂静脉处，在此寻找胸导管末段。

颈袢：小心提起肩胛舌骨肌上腹，寻找自肌外侧进入的神经，沿该神经向外追踪至颈袢。该袢多位于颈动脉鞘表面，或埋于鞘壁中，位置平环状软骨。

胸膜顶：是突入颈根部的壁胸膜，覆盖肺尖部，高出锁骨内侧 1/3 上缘 2～3cm。前方有锁骨下动脉及其分支、前斜角肌、膈神经、迷走神经，左侧还有胸导管颈部跨越。

锁骨下静脉：在第 1 肋上面，经锁骨与前斜角肌之间向内与颈内静脉汇合成头臂静脉。

锁骨下动脉：左侧起自主动脉弓，右侧是头臂干的分支。两者均呈弓形绕过胸膜顶的前上方外行，经斜角肌间隙至第 1 肋外缘处。

斜角肌间隙：前、中斜角肌和第 1 肋三者围成。通过的结构：臂丛、锁骨下动脉。

颈长肌：位于寰椎和第 3 胸椎之间，贴附在脊柱前面。

颈动脉结节：即第 6 颈椎横突前结节。在胸锁乳突肌前缘中点，平环状软骨弓向后压迫，可阻断颈总动脉血流。

前斜角肌：椎前筋膜深面可见前斜角肌和行于该肌表面的膈神经。

椎动脉：在前斜角肌内缘，自锁骨下动脉的上壁或后壁发出，位置较深。

甲状颈干：紧靠前斜角肌内缘，椎动脉的外侧，由锁骨下动脉上壁发出的一短干，立刻分为数支。

胸廓内动脉：起自锁骨下动脉的下壁，与椎动脉的起点相对处，进入胸腔部分待查。

肩胛上动脉：经膈神经和前斜肌前方、锁骨后方至肩胛区，颈横动脉经锁骨与前斜角肌、膈神经之间，向外入斜方肌深面。

肩胛舌骨肌：在胸骨舌骨肌的外侧，为细长带状肌，分为上腹、下腹，由位于胸锁乳突肌下部深面的中间腱相连。

二腹肌与颈内静脉交角处：下颌角附近，面静脉汇入颈内静脉处。

臂丛：斜角肌间隙内寻认组成臂丛的各条神经根和上、中、下三干及各干分出的前、后股，向下辨认内侧束、外侧束及后束。

甲状腺上静脉：与同名动脉伴行，汇入颈内静脉。

甲状腺中静脉：在甲状腺侧叶外侧缘中份寻找，追踪至颈内静脉处。

六、实验报告

（一）绘图

绘制各个颈部三角及组成结构。

（二）填图

甲状腺的血管与喉返神经的局部关系见图 4。

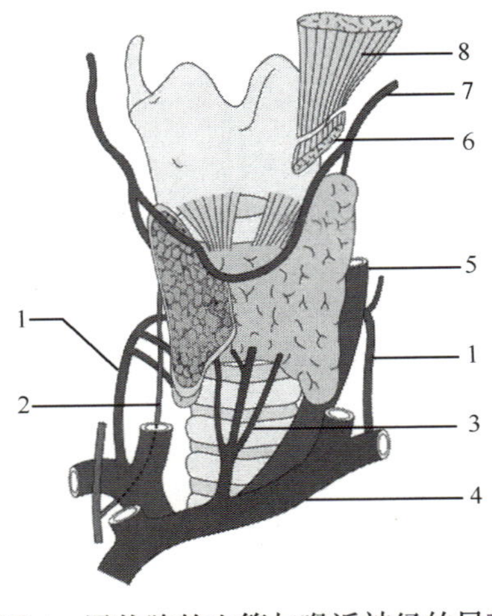

图 4 甲状腺的血管与喉返神经的局部关系

1. ______________________
2. ______________________
3. ______________________
4. ______________________
5. ______________________
6. ______________________
7. ______________________
8. ______________________

（三）思考题

1. 简述静脉角的构成及临床意义。
2. 斜角肌间隙如何构成？有何内容的通过？
3. 何谓 Virchow's 淋巴结？有何临床意义？
4. 根据甲状腺的毗邻关系，试分析甲状腺肿大时可能引起哪些主要症状？
5. 气管切开需经哪些层次？术中应注哪些解剖学问题？
6. 试述颈动脉鞘的内容物及其毗邻关系。
7. 鼻咽癌、舌根癌、胃癌、食管下部癌可转移至哪些颈部淋巴结？这些肿大的淋巴在何处可触到？

实验五　胸　　部

一、目的与要求

1. 正确摸认《局部解剖学》教材“表面解剖”栏目中所列出的体表标志，并能说出其临床意义。

2. 说出胸壁的层次结构和肋间血管、神经的分布，乳房的结构及淋巴回流。

3. 解释胸膜的分部、胸膜及胸膜腔隐窝的概念，胸膜与肺下界的体表投影，肺门与肺根的概念。

4. 解释纵隔的概念、分部和各脏器的位置关系。

5. 描述心脏的位置、毗邻和体表投影，心脏各腔的结构，心脏的传导系，心脏的血管和淋巴，心脏的神经。

二、实验重点

1. 胸部的体表标志。
2. 乳房的淋巴回流，胸壁的构成和神经血管的位置。
3. 胸膜的分部和胸膜腔的特点。
4. 肺根的组成和毗邻。
5. 肺的分叶，肺门的位置，肺根的构成。
6. 心脏的位置、外形。
7. 心脏各腔内的形态结构。

三、实验难点

1. 支气管肺段。
2. 心壁构造，心包及心包窦。
3. 主动脉弓的位置和毗邻。
4. 胸交感神经。

四、标本、教具

1. 整尸标本。
2. 胸部局解标本、挂图。
3. 离体肺、肺段标本、模型。
4. 胸膜示教标本、肋间隙示教标本。

五、实验内容（结构辨认）

肋间神经前皮支-血管：胸骨外侧缘 1～2cm 处横向切开胸前壁的浅筋膜，并逐渐向外剥离，辨认肋间神经前皮支及与之伴行的胸廓内血管穿支。

肋间神经外侧皮支-血管： 腋中线附近，胸大肌的后下方，沿肋间隙向前切开并翻起浅筋膜，可见肋间神经外侧皮支穿出肋间隙外侧部。

前锯肌： 位于胸外侧区，辨认前锯肌与腹外斜肌的肌齿相互交错的部位。

肋间外肌： 将前锯肌和腹外斜肌翻向外上和内下方，显露较宽的第 4 或第 5 肋间隙，观察肋间外肌的肌纤维走行方向和移行为肋间外膜的情况。

肋间内肌： 腋前线附近，沿第 4 或 5 肋下缘小心地切开一段肋间外肌，并整片翻向下，即可观察到肋间内肌。

肋间最内肌： 胸后壁内面第 5 或第 6 肋间隙，剥离表面的肋胸膜，辨认自肋角处开始出现的肋间最内肌。

胸内筋膜： 衬于肋和肋间隙内面的一层致密结缔组织膜。

壁胸膜： 贴附在胸内筋膜内面、膈上面和纵隔侧面，并突至颈根部。根据其分布部位不同分为 4 部：肋胸膜、膈胸膜、纵隔胸膜和胸膜顶。

乳房悬韧带： 乳腺周围许多一端连于皮肤和浅筋膜浅层，一端连于浅筋膜深层的结缔组织纤维束，称乳房悬韧带或 Cooper 韧带。

乳房浅筋膜浅层与深层： 乳腺位于皮下浅筋膜的浅层和深层之间。浅筋膜伸向乳腺组织内形成小叶间隔，一端连于胸肌筋膜。另一端连于皮肤，将乳腺腺体固定在胸部的皮下组织之中。这些起支持作用和固定乳房位置的纤维结缔组织称为乳房悬韧带。浅筋膜深层位于乳腺的深面，与胸大肌筋膜浅层之间有疏松组织相连，它可使乳房既相对固定，又能在胸壁上有一定的移动性。

胸肌筋膜： 胸前、外侧区的深筋膜分为浅、深二层。浅层覆盖于胸大肌表面，深层位于胸大肌深面，上端附于锁骨，向下包裹锁骨下肌和胸小肌，并覆盖在前锯肌表面，其中张于喙突、锁骨下肌和胸小肌上缘的部分称**锁胸筋膜**。

乳房后隙： 乳房基底面稍凹陷，与胸肌筋膜间有一结缔组织间隙，称乳房后隙。

锁胸筋膜： 胸壁深筋膜深层张于喙突、锁骨下肌和胸小肌上缘的部分。

胸膜腔（肋膈隐窝、肋纵隔隐窝）： 为脏、壁胸膜在肺根处相互延续共同围成的密闭窄隙。**（肋膈隐窝）**位于肋胸膜与膈胸膜转折处，呈半环形，是胸膜腔最低处。**（肋纵隔隐窝）**位于肋胸膜与纵隔胸膜前缘转折处下部，左侧较明显，肺的心切迹内侧。

胸膜顶： 是突入颈根部的壁胸膜，覆盖肺尖部，高出锁骨内侧 1/3 上缘 2～3cm。

肺叶： 左肺被自后上斜向前下走行的斜裂分为上、下 2 叶。右肺除有与左肺相应的斜裂外，还有一条走行方向近水平并与斜裂相交汇的水平裂，因而右肺被分成上、中、下 3 叶。

肺门： 肺内侧面近中央处有一长椭圆形的凹陷。肺门是主支气管、肺的血管、淋巴管及神经等结构进出肺的部位。

肺门淋巴结： 肺门处尚有数个支气管肺门淋巴结，也称肺门淋巴结。

气管支气管上、下淋巴结： 位于气管杈和主支气管周围。

肺根： 为出入肺门各结构的总称，外包以胸膜。

肺根主要结构的位置关系有一定规律，由前向后为上**肺静脉**、**肺动脉**、**主支气管**和**下肺静脉**；自上而下，左肺根依次为**肺动脉**、**主支气管**、**上肺静脉**和**下肺静脉**；右肺根为**上叶支气管**、**肺动脉**，**中**、**下叶支气管**，上**肺静脉**和下**肺静脉**。

肺韧带：将肺根下方的肺前缘掰向外侧，可见一纵行胸膜皱襞即肺韧带。

支气管肺段：每一肺段支气管及其所属的肺组织称支气管肺段，简称肺段。

气管及主支气管：支气管为气管杈至肺门之间的管道。气管在第 4、5 胸椎椎体交界处，分为左、右主支气管。

心包裸区：心包直接与左第 4～6 肋软骨内侧部、第 4～5 肋间隙及胸骨下部的左半相邻，而无胸膜覆盖，称心包裸区。

上、下胸膜间区：两侧胸膜前界在第 2～4 胸肋关节高度互相靠拢，向上、向下又各自分开，形成两个三角形无胸膜区。上方的为上胸膜间区，又称胸腺三角，儿童较宽，内有胸腺；成人较窄，有胸腺遗迹和结缔组织。下方者称为下胸膜间区，内有心包和心，故又称心包三角，此处心包未被胸膜遮盖，直接与胸前壁相贴。

胸腺：辨认上纵隔前层的胸腺或胸腺剩件。

上腔静脉：上纵隔右前部，沿升主动脉右侧垂直下行，前方有胸膜和肺。

左、右头臂静脉：左头臂静脉自左胸锁关节后方斜向右下，经主动脉弓分支的前方，达右侧第 1 胸肋结合的后方与右头臂静脉汇合。左头臂静脉有时高出胸骨柄，贴在气管颈部的前面。右头臂静脉前方紧贴胸骨舌骨肌、胸骨甲状肌、锁骨和胸腺，右后方有右肺、右胸膜、右膈神经，左后方有头臂干和右迷走神经等。

主动脉弓：胸骨角平面以上，始于右第 2 胸肋关节上缘水平，呈弓形向左后到脊柱左侧第 4 胸椎体下缘续为胸主动脉。左前方有左纵隔胸膜、左肺、左膈神经、左迷走神经、心包膈血管，以及交感干和迷走神经发出的心支；右后方邻气管、食管、胸导管、左喉返神经和心深丛。主动脉弓的上缘由右向左发出头臂干、左颈总动脉和左锁骨下动脉；弓的上份和 3 大分支的根部前方有头臂静脉和胸腺；弓下缘邻肺动脉、动脉韧带、左喉返神经、左主支气管和心浅丛。

膈神经：左膈神经经过左肺根的前方伴左心包膈血管下降；右膈神经自上而下沿右头臂静脉和上腔静脉外侧下行，经右肺根前方伴心包膈血管至膈。

迷走神经：左迷走神经在主动脉弓的下缘发出喉返神经，主干继续下行经左肺根的后方至食管左前方；右迷走神经经过头臂静脉和上腔静脉后内侧下行，沿气管右侧，奇静脉弓的左侧达肺根后方。

气管、食管：气管胸部位于上纵隔中央，上端在颈静脉切迹平面与气管颈部相续，下端平胸骨角平面分为左、右主支气管，分叉处称气管杈。气管胸部后方邻接食管。

左喉返神经：勾绕主动脉弓，沿气管与食管之间的沟内上行，至咽下缩肌下缘、环甲关节后方进入喉内，称为喉下神经。

胸导管：在纵隔右侧面的后方，将食管胸下段推向左前方，于奇静脉和胸主动脉之间辨认胸导管下段，然后向上逐渐追踪。

出入心包的大血管：心包内近心底处出入心的大血管有**升主动脉**、**肺动脉干**、**上腔静脉**、**下腔静脉**、**上肺静脉**和**下肺静脉**。升主动脉居中，其左前方有肺动脉，右侧为上腔静脉，右后下方为**下腔静脉**。

心包膈血管：心包两侧，肺根前方。

胸主动脉：纵隔左侧面，辨认胸主动脉及其发出的肋间后动脉，向下追踪至其穿膈的主动脉裂孔处。

奇静脉：在食管后方、胸导管和胸主动脉右侧上行，至第 4 胸椎高度呈弓形弯曲绕右肺根后上方注入上腔静脉。

奇静脉弓：弓形弯曲绕右肺根后上方的奇静脉部分。

半奇静脉：沿胸椎体左侧上行注入半奇静脉。

副半奇静脉：沿胸椎体左侧下行注入半奇静脉。

胸交感干：剥除胸后壁的壁胸膜，在脊柱两侧、肋结节前方寻认交感干，观察交感神经节和节间支。

内脏大神经：起自 5～9 胸交感神经节，汇成一干向下穿膈脚入腹腔。

内脏小神经：起自 10～11 胸交感神经节，汇成一干向下穿膈脚入腹腔

动脉韧带：连于主动脉弓凹侧与左肺动脉起始处之间的一个纤维结缔组织条索，胚胎时期为动脉导管，出生后闭锁。

动脉导管三角：由左膈神经（前界）、左迷走神经（后界）和左肺动脉（下界）围成，是临床上寻认、结扎未闭合的动脉导管的标志。

心包腔（斜窦、横窦、前下窦）：为浆膜心包脏、壁二层互相转折围成的狭窄而密闭的腔隙。心包腔在某些部位形成隐窝，即心包窦。位于升主动脉、肺动脉与上腔静脉、左心房之间的部分称**心包横窦**。**心包斜窦**位于心底后面，两侧肺上、下静脉，下腔静脉，左心房后壁与心包后壁之间。浆膜心包壁层的前部与下部移行处所夹的腔隙，称心包**前下窦**。

纤维心包：位于外层，是一底大口小的锥形囊，囊口在心的右上方与出入心的大血管外膜相延续，囊底对向膈中心腱并与之愈着。

浆膜心包：分为脏、壁两层，在出入心的大血管根部互相移行，壁层与纤维心包紧密相连，脏层紧贴心肌层表面（心外膜）及出入心大血管根部的外面。

左冠状动脉：起于主动脉的左冠状动脉窦，主干粗短，向左走行于肺动脉干和左心耳之间，在肺动脉干左侧分为前室间支和旋支。

右冠状动脉：起于主动脉的右冠状动脉窦，于右心耳与肺动脉干之间沿冠状沟右行，绕心右缘进入膈面的冠状沟内，约在房室交点处分为后室间支和右旋支。

六、实验报告

（一）绘图

胸壁层次与胸膜腔穿刺部位。

（二）填图

据解剖所见，标注纵隔左侧面各结构的名称（图 5）。

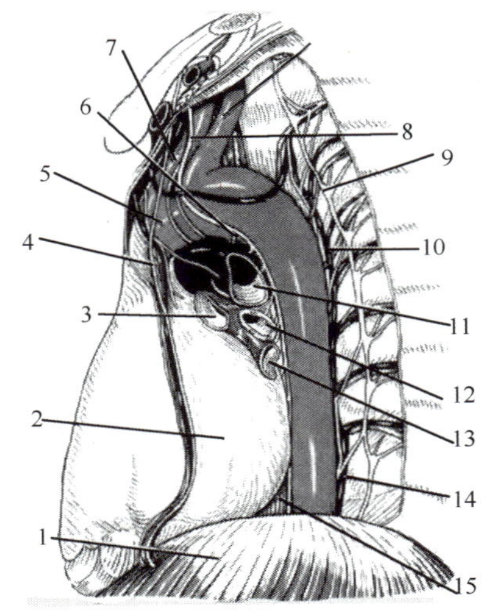

图 5　纵隔左侧面观

1. ________________
2. ________________
3. ________________
4. ________________
5. ________________
6. ________________
7. ________________
8. ________________
9. ________________
10. ________________
11. ________________
12. ________________
13. ________________
14. ________________
15. ________________

（三）思考题

1. 简述锁胸筋膜的构成及穿经结构、临床意义。
2. 乳腺脓肿切开引流，应选择什么方向切口？为什么？乳房后脓肿如何切开引流？为什么？
3. 乳房的淋巴回流途径如何？乳房外侧部癌肿时，癌细胞常先侵犯哪些淋巴结群？临床检查在何处能触到这些肿大的淋巴结？
4. 试解释乳癌时，为何会出现肿瘤表面皮肤下陷、“橘皮样变”及乳头回缩现象？
5. 肋间血管、神经的走行如何？在胸壁的前部（气胸时）、后部（胸腔积液）行胸膜腔穿刺，何处是适宜的进针部位？需经哪些层次（浅→深）结构方可达到胸膜腔？
6. 试述动脉导管三角的境界、内容及临床意义。
7. 试述肺根的构成与毗邻，左、右肺根的结构排列位置关系。
8. 试述胸部、胸腔、胸膜腔的区别。肋膈隐窝的位置及临床意义。

实验六　腹部（一）

一、目的与要求

1. 正确摸认腹部的体表标志，并能说出其临床意义。

2. 能辨认 Camper 筋膜和 Scarpa 筋膜，并能叙述其临床意义。

3. 描述腹股沟管的构成、内容物及临床意义。

4. 能正确认出参与构成腹股沟管的各壁结构，并能叙述其临床意义。

5. 开腹后，能辨认脏腹膜和壁腹膜，能确认和理解腹膜形成的网膜、系膜、韧带、皱襞、间隙、陷凹或窝等结构，并能叙述各结构的临床意义。

6. 能准确认定分布到胃的动脉和胃的迷走神经前、后干及其分支。

7. 描述肝门静脉的组成、行程及其属支，肝的血液供应和回流；打开肝十二指肠韧带后，能认出肝固有动脉、肝门静脉和胆总管。

二、实验重点

1. 腹前外侧壁的层次结构特点，腹前外侧壁常见切口层次，腹膜和腹膜腔的概念。

2. 腹股沟区的境界、解剖层次，腹股沟管的结构特点及临床意义。

3. 重要腹膜形成物的名称和位置，膈下间隙的名称、位置及临床意义。

4. 网膜囊和网膜孔的位置、境界及其临床意义。

5. 胃的毗邻和血管，十二指肠分部及毗邻、各部结构特点。

6. 肝的位置、毗邻、体表投影。

7. 肝外胆道组成，胆囊的位置、分部，胆囊底的体表投影，胆囊三角的组成及其临床意义。

8. 肝门静脉的位置、组成及属支，脾的血管，胰的位置和毗邻。

三、实验难点

1. 腹股沟管的解剖。

2. 胃的毗邻和血管（动脉及来源、动脉与胃及腹膜形成结构关系，静脉及回流）。

3. 十二指肠分部、各部结构特点及毗邻。

四、标本、教具

1. 整尸标本，腹前外侧壁、腹股沟区的层次解剖标本。

2. 腹股沟管，腹腔、腹膜形成物标本或模型。

3. 胃的血管、淋巴结和神经标本，肝段、腹膜后隙标本及相关挂图。

五、实验内容（结构辨认）

白线：位于腹前壁正中线上，上起自剑突，下止于耻骨联合，为左右腹直肌鞘之间的隔。

腹直肌鞘：腹部前正中线显露腹白线，其两侧浅筋膜深面辨认腹直肌鞘及其外侧缘（半月线）。

弓状线：在脐以下 4～5cm 处，腹直肌鞘后层下缘一凸向上的弧形线。

腹直肌：位于腹前壁正中线的两旁，居腹直肌鞘中，起自耻骨联合和耻骨嵴，肌束向上止于胸骨剑突和第 5～7 肋软骨。

腱划：分隔腹直肌的几个横行结缔组织束。

腹外斜肌：位于腹前外侧部的浅层，以 8 个肌齿起自下 8 个肋骨的外面，肌纤维斜向前下，后部肌束向下止于髂嵴前部，其肌束向内移行于腱膜，经腹直肌的前面，终于白线。

腹内斜肌：腹外斜肌深面，参与构成腹直肌鞘的前层及后层，终于白线。

腹横肌：在腹内斜肌深面，起自下 6 个肋软骨的内面、胸腰筋膜、髂嵴和腹股沟韧带的外侧 1/3，肌束横行向前延续为腱膜，腱膜越过腹直肌后面止于白线。

腹股沟管深（腹）环：腹股沟管的内口，在腹股韧带中点上方约 1.5cm 处，为腹横筋膜向外突而形成的卵圆形孔。

腹股沟管浅（皮下）环：位于耻骨结节外上方，腹外斜肌腱膜形成一三角形的裂孔。

腹股沟韧带：连于髂前上棘与耻骨结节之间的腹外斜肌腱膜的下缘卷曲增厚部分。

腔隙韧带（陷窝韧带）：腹股沟韧带的内侧端向下后方反折至耻骨梳的一小束腱纤维。

耻骨梳韧带（即 Cooper 韧带）：腔隙韧带延伸并附于耻骨梳的部分。

腹股沟镰：腹内斜肌与腹横肌的腱性结合连于白线和耻骨梳的部位。

腹横筋膜：贴于腹横肌、腹直肌鞘后层和腹直肌（弓状线平面以下）深面的深筋膜。

腹股沟三角：由腹壁下动脉、腹直肌外侧缘和腹股沟韧带内侧半所围成的三角形区域。

腹股沟区：是腹壁的薄弱区，内侧界为腹直肌外侧缘，上界为髂前上棘至腹直肌外侧缘的水平线，下界为腹股沟韧带。

髂腹下神经：腹股沟管上壁、精索稍上方，以及浅环上方（耻骨结节的外上方）约 2.5cm 处辨认髂腹下神经在。

髂腹股沟神经：腹股沟管内，精索前外侧找出髂腹股沟神经，它随精索穿出皮下环。

腹股沟内侧窝：位于脐外侧壁内侧的陷凹，正对腹股沟三角和腹股沟管浅环。

腹股沟外侧窝：位于脐外侧壁外侧的陷凹，正对腹股沟管深环。

提睾肌：腹内斜肌和腹横肌下缘弓形跨过精索，二肌下缘的少许肌束附于精索而形成。

精索：从腹股沟管深环至睾丸上端的一对柔软的圆索状结构。

腹膜腔：脏、壁腹膜相互延续而围成不规则的潜在性腔隙。

Scarpa 筋膜：脐平面以下的腹壁浅筋膜深层称为 Scarpa 筋膜。

迷走神经前、后干的分支（鸦爪）：前干下行于食管腹段前面，约在食管中线附近浆膜的深面，切开浆膜才可显露；前干在胃贲门处分为肝支与胃前支，胃前支伴胃左动脉于胃角切迹附近以“鸦爪”形分支分布于幽门窦及幽门管前壁。后干贴食管腹段右后方下行，至胃贲门处分为腹腔支和胃后支，胃后支也以“鸦爪”形分支分布于幽门窦及幽门管的后壁。

肝十二指肠韧带：小网膜右份较厚，为肝十二指肠韧带，肝门静脉居其内，肝固有动脉行于肝门静脉的左前方，而肝总管和胆囊管则下行于肝门静脉的右前方。

肝胃韧带：小网膜左侧部主要从膈、肝静脉韧带裂连于胃小弯，称肝胃韧带。韧带内沿胃小弯走行有胃左、右动脉。

胃结肠韧带：胃大弯与横结肠间，内有沿胃大弯走行的胃网膜左、右动脉。

胃脾韧带：位于胃底与脾门之间，将胃底推向右侧，尽可能地暴露胃脾韧带，其上份较短，内有胃短血管；下份有胃网膜左动、静脉。

胃膈韧带：由胃底后面连至膈下，并形成胃裸区；胃后动脉出现率约 72%，上行于网膜囊后壁腹膜后方，经胃膈韧带至胃底后壁。

十二指肠球部：十二指肠上部近侧段黏膜面平坦无皱襞，钡剂 X 线下呈三角形阴影。

十二指肠大乳头：十二指肠纵襞上端约相当于降部中、下 1/3 交界处可观察到，为肝胰壶腹的开口处。

十二指肠小乳头：在十二指肠大乳头左上方约 1cm 处常可觅见，为副胰管开口。

十二指肠纵壁：十二指肠降部后内侧壁上纵形黏膜皱襞。

十二指肠悬韧带或 Treitz 韧带：位于空肠起点左侧与横结肠系膜根之间。

十二指肠空肠襞：将横结肠翻向上，在十二指肠空肠曲左缘、横结肠系膜根下方、脊柱左侧的腹膜皱襞。

肝：大部分位于右季肋区，小部分位于左季肋区，左、右肋弓间的部分与腹前壁相贴。

肝门：位于肝脏面中间部的横沟，有肝门静脉左、右支，肝固有动脉左、右支，肝左、右管，以及神经和淋巴管等在此出入。

第二肝门：肝后缘上有腔静脉沟的上端，为肝左、中、右静脉出肝汇入下腔静脉的部位。

肝蒂：结缔组织包绕出入肝门形成的结构。

胆囊：梨形的囊状器官，借疏松结缔组织附着于肝脏面的胆囊窝内，其下面覆以腹膜。

胆囊管：长 2.5～4cm，一端连于胆囊颈，另一端呈锐角与肝总管汇合为胆总管。

肝左、右管：肝右管起自肝门的后上方，较为短粗，肝总管之间的角度较大；肝左管横部位置较浅，横行于肝门左半。

肝总管：其上端由肝左、右管合成，下端与胆囊管汇合成胆总管。肝总管前方有时有肝右动脉或胆囊动脉越过。

胆总管：剖开肝十二指肠韧带可见肝门静脉及其左前方的肝固有动脉和右前方的胆总管。

镰状韧带：位于膈与肝上面，大致呈矢状位，居前正中线右侧，侧面观呈镰刀状，其游离缘含有肝圆韧带。

冠状韧带：位于肝的上面和后面与膈之间，由上、下两层腹膜构成。

右三角韧带：是冠状韧带的真正右端，为一短小的“V”字形腹膜皱襞，连于肝右叶的外后面与膈之间。

左三角韧带：位于肝左叶的上面与膈之间，由前、后两层腹膜构成。

胆囊动脉：在胆囊三角内寻找与追查胆囊动脉的发出部位、走行及分支，该动脉多半起自肝固有动脉右支。

膈与横结肠及其系膜之间的区域，统称**膈下间隙**。

右肝上间隙：将手伸入肝右叶与膈之间，探查右肝上间隙的范围。其左侧为镰状韧带，后方达冠状韧带上层，右侧向下与右结肠旁沟交通。

左肝上间隙：将手伸入肝左叶与膈之间，探查左肝上间隙的范围。左肝上前间隙的右界为镰状韧带，后方为左三角韧带前层；左肝上后间隙前方为左三角韧带后层，上为膈，下是肝左叶上面，两间隙在左三角韧带游离缘处相交通。

右肝下间隙：左侧为肝圆韧带，上方为肝右叶脏面，下为横结肠及其系膜。将肝下缘与肋弓一并上提，探查肝肾隐窝，此隐窝向上可达肝右叶后面与膈之间，向下通右结肠旁沟。

左肝下间隙：上为肝左叶脏面，下为横结肠及其系膜，右为肝圆韧带，后为胃和小网膜。左肝下后间隙，即网膜囊。

胰：位于腹上区和左季肋区，横过第 1、2 腰椎前方，居网膜囊后面，形成胃床之大部分，除胰尾外均属腹膜外位。胰头后面有下腔静脉、右肾静脉及胆总管下行；胰颈后面有肠系膜上静脉通过，并与脾静脉在胰颈后面汇合成肝门静脉。

胰尾：是胰左端的狭细部分，末端达脾门，故脾切除时不可伤及胰尾，以免术后形成胰瘘。由于胰尾行经脾肾韧带的两层腹膜之间，故有一定的移动性。

胰管：剖开部分胰腺组织，找出胰管与胆总管汇合形成的肝胰壶腹。

胃十二指肠动脉：从腹腔干向右，找出肝总动脉，清理它的分支胃十二指肠动脉。它经十二指肠第一段后方，胆总管的左侧下行，分出胃网膜右动脉及胰十二指肠上动脉。

肝门静脉：肝十二指肠韧带内，肝门静脉的右前面为胆总管，左前面为肝固有动脉，后面隔网膜孔与下腔静脉相邻，多数肝门静脉与下腔静脉交叉成角，少数二者前后平行。

肠系膜上静脉：肝门静脉向下追踪肠系膜上静脉（位于同名动脉的右侧）。

肠系膜下静脉：在十二指肠空肠曲的左侧，找到一个纵行的腹膜皱襞，切开此皱襞即可暴露肠系膜下静脉。向上追踪该静脉可见其汇入脾静脉（但有时汇入肠系膜上静脉或脾静脉与肠系膜上静脉的夹角处）。

脾静脉：将胰头、胰体向下翻，辨认脾静脉，追踪肠系膜下静脉注入脾静脉处。

下腔静脉：清除腹主动脉右侧的结缔组织，即可见粗大之下腔静脉。

脾：位于左季肋区的肋弓深处。脾与膈相贴，位置可随呼吸和体位的不同而有变化。

脾切迹：上缘前端的1～3个凹陷处。

脾肾韧带：是脾门至左肾前面的双层腹膜结构，有胰尾及脾血管、淋巴结和神经丛等。

脾结肠韧带：较短，位于脾前端和结肠左曲之间。

膈脾韧带：脾肾韧带向上延伸至膈的部分，很短，有的不明显。

腹腔干：胃翻向上，显露网膜囊后壁，沿剖出的胃左动脉，找出腹腔干。腹腔干周围有一个神经丛，即**腹腔神经丛**。

肝总动脉：从腹腔干向右，找出肝总动脉。

脾动脉：将胃翻起后，在胰的上缘清理出脾动脉，并追踪其至腹腔干。

六、实验报告

（一）绘图

根据自己所见，用图描绘肝十二指肠韧带内走行结构。

（二）填图

据解剖所见，标出下列腹股沟区各结构的名称（图6）。

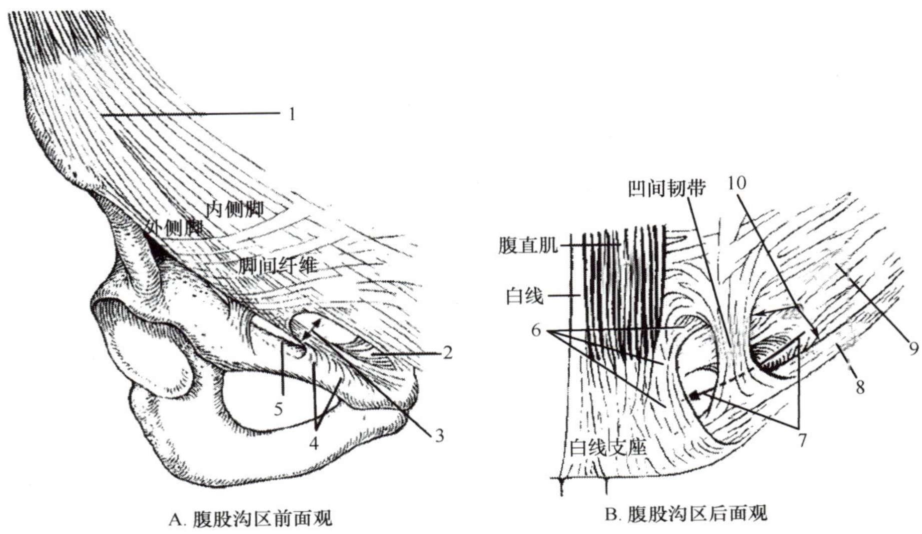

图6　腹股沟区

1. ____________________　　2. ____________________
3. ____________________　　4. ____________________
5. ____________________　　6. ____________________
7. ____________________　　8. ____________________
9. ____________________　　10. ____________________

（三）思考题

1. 从局部解剖角度设计阑尾炎手术入路，并说明注意事项。
2. 试述腹沟管的位置、构成、内容。
3. 腹膜腔穿刺应于何处进行为宜？为什么？
4. 试述腹股沟斜疝、直疝及股疝时腹腔脏器突出的途径。
5. 胃后壁与哪些结构相毗邻？
6. 供应胃的动脉有哪些？各位于什么韧带内？
7. 胆囊三角是怎样构成的？在手术中有何意义？
8. 胰头癌病人为什么会出现黄疸、腹水、下肢水肿及肠梗阻等症状？

实验七　腹部（二）

一、目的与要求

1. 能准确认出腹腔干及其分支。
2. 鉴别空、回肠，能正确认定阑尾根部。
3. 能正确辨认肠系膜上、下动脉及其分支。
4. 能正确辨认腹主动脉成对的脏支和壁支；下腔静脉及其属支。
5. 能正确辨认肾门，并指出通过肾门的结构及其排列关系。
6. 能正确指出和辨认腰交感干、腰丛、乳糜池和胸导管。

二、实验重点

1. 空、回肠的鉴别，结肠的分部。
2. 阑尾常见位置及临床特征，阑尾根部的体表投影，手术中找阑尾的标志，阑尾血管。
3. 肾的位置、被膜、毗邻和体表投影。
4. 输尿管的分部和狭窄部位；肾上腺的位置和血供。

三、实验难点

1. 空、回肠的鉴别。
2. 阑尾的分类及如何寻找阑尾；下腔静脉的属支。

四、标本、教具

1. 整尸标本、腹膜标本或模型。
2. 腹腔解剖标本、腹膜后隙标本及相关挂图。

五、实验内容（结构辨认）

腹腔干：为一粗短动脉干，于主动脉裂孔的稍下方自腹主动脉前壁发出，随即分为胃左动脉、脾动脉和肝总动脉。

空肠与回肠：空肠主要位于结肠下区的左上部，回肠位于结肠下区的右下部，空肠管径较粗，壁较厚，色较红，富含血管，黏膜环状皱襞多而高，黏膜内散在孤立淋巴滤泡，系膜内血管弓和脂肪均较少；而回肠则管径较细，壁较薄，颜色稍白，血管少，黏膜环状皱襞疏而低。黏膜内除有孤立淋巴滤泡外，尚有集合淋巴滤泡，系膜血管弓较多，脂肪较丰富。

肠系膜根：从第 2 腰椎左侧斜向右下，至右骶髂关节前方，长约 15cm，其体表投影恰在左腋窝顶与右腹股沟韧带中点的连线上。

Treitz 韧带：位于空肠起点左侧与横结肠系膜根之间。

十二肠空肠（上）襞： 十二指肠空肠曲左侧、横结肠系膜根下方的一条皱襞。

十二指肠悬肌： 位于十二指肠上襞右上方深部，由纤维组织和肌组织构成，从十二指肠空肠曲上面向上连至右膈脚。

盲肠和阑尾： 位于右髂窝内，盲肠左侧接回肠末端，后内侧壁有阑尾附着（盲肠、回肠末端和阑尾三者合称为回盲部）。

阑尾系膜： 三角形，将阑尾连于肠系膜下方。阑尾的血管、淋巴管、神经走行于系膜的游离缘内。

结肠： 在右髂窝内续于盲肠，呈“门”字形围绕在空肠和回肠的周围，下端于第 3 骶椎平面延为直肠。

边缘动脉： 从回盲部至乙状结肠与直肠移行处，在近结肠边缘形成的一个动脉弓。

肝门静脉： 在肝十二指肠韧带内辨认肝门静脉主干，并追踪胃左、右静脉注入肝门静脉的部位，在至肝门处追踪肝门静脉的左、右支。

肠系膜上静脉： 向右追踪脾静脉至胰颈的后方，见其与肠系膜上静脉汇合成肝门静脉。向下追踪肠系膜上静脉（它位于同名动脉的右侧）。

肠系膜下静脉： 在十二指肠空肠曲的左侧，可找到一个纵行的腹膜皱襞，切开此皱襞即可暴露肠系膜下静脉。向上追踪该静脉可见其汇入脾静脉。

Retzius 静脉： 肝门静脉系统的脾静脉、肠系膜上、下静脉，以及升、降结肠和十二指肠、胰、肝等脏器的小静脉，在腹膜后与腔静脉系统的腰静脉、低位的肋间后静脉、膈下静脉及睾丸（卵巢）静脉等相吻合，形成 Retzius 静脉。

脾静脉： 切断脾动脉的胰支后，将胰上缘下翻，即可见到脾静脉。

系膜三角： 系膜缘处的肠壁与两层腹膜围成系膜三角，此处肠壁无浆膜，小肠切除吻合术时不易愈合，应妥善缝合，防止肠瘘。

肠系膜窦： 左肠系膜窦介于肠系膜根、横结肠及其系膜的左 1/3 部、降结肠、乙状结肠及其系膜之间，略呈向下开口的斜方形，窦内感染时易蔓延入盆腔。右肠系膜窦位于肠系膜根、升结肠、横结肠及其系膜的右 2/3 部之间，呈三角形，周围近乎封闭，窦内感染积脓时不易扩散。

结肠旁沟： 左、右结肠旁沟介于腹侧壁和升、降结肠之间。

肠系膜上动脉： 腹腔干根部的稍下方，平第 1 腰椎的高度起自腹主动脉前壁，胰头和胰体交界处的后方下行，经十二指肠水平部前方进入小肠系膜根，向右髂窝方向走行。

肠系膜下动脉： 约平第 3 腰椎高度起自腹主动脉前壁，行向左下方，分支分布于结肠左曲、降结肠、乙状结肠和直肠上部。

回结肠动脉： 发自肠系膜上动脉下部右侧壁，至盲肠附近分数支营养回肠末端、盲肠、阑尾和升结肠。

右结肠动脉： 发自肠系膜上动脉的右侧壁，向右行，分升、降支与中结肠动脉和回结肠动脉的分支吻合。

中结肠动脉： 在胰下缘附近起于肠系膜上动脉，向前进入横结肠系膜，分为左、右支，分别与左、右结肠动脉的分支吻合。

左结肠动脉：发自肠系膜下动脉，横行向左，至降结肠附近分升、降支，分别与中结肠动脉和乙状结动脉的分支吻合。

乙状结肠动脉：发自肠系膜下动脉，斜向左下方进入乙状结肠系膜内。

直肠上动脉：为肠系膜下动脉的直接延续，在乙状结肠系膜内下行，至第 3 骶椎处分为两支，沿直肠两侧分布于直肠上部。

肾：位于脊柱的两侧，贴靠腹后壁的上部。两肾上端均紧邻肾上腺，内下方以肾盂接输尿管，内后方有腰交感干。肾前面的毗邻左、右不同：右肾邻肝右叶、十二指肠降部和结肠右曲；左肾邻胃后壁、脾、胰、空肠襻和结肠左曲。

肾门：内侧缘中部凹陷处，是肾的血管、淋巴管、神经和肾盂出入的部位。

肾窦：肾门向肾内延伸为一个较大的腔隙。内含肾小盏、肾大盏、肾盂、肾动脉、肾静脉的主要分支和属支及脂肪组织等。

肾蒂：结缔组织包裹出入肾门的结构。

肾上腺：位于腹膜后隙，脊柱的两侧，平第 11 胸椎高度，两肾的上端。

肾上腺上动脉：发自膈下动脉。

肾上腺中动脉：发自腹主动脉。

肾上腺下动脉：发自肾动脉。

输尿管：长约 13～14cm，紧贴腰大肌前面向下内侧斜行，在腰大肌中点的稍下方有睾丸（卵巢）血管斜过其前方。体表投影：在腹前壁与半月线相当；在腰部约在腰椎横突尖端的连线上。

腰大肌：位于脊柱腰部两侧、腰方肌前方。

腰方肌：位于腹后壁，在脊柱两侧，其内侧有腰大肌，其后方有竖脊肌。

髂总动脉：腹主动脉向下追踪时，可见腹主动脉平第 4 腰椎处分为左、右髂总动脉。髂总动脉在骶髂关节的前方附近分为髂内动脉和髂外动脉。

髂内动脉：为一短干，分出后斜向内下进入盆腔。其前方有输尿管，后方邻近腰骶干，髂内静脉和闭孔神经行于其内侧。

腹主动脉、下腔静脉：剥去中线附近的肾前筋膜，显露腹主动脉和下腔静脉。

腰交感干：在脊柱与腰大肌之间找到腰交感干，左腰交感干与腹主动脉左缘相邻，其下端位于左髂总静脉的后面。右腰交感干的前面常为下腔静脉所覆盖，其下端位于右髂总静脉的后方。

肾动脉：将肠系膜翻向右上方，在肠系膜上动脉根部下方，平第 2 腰椎高度寻找肾动脉，追至肾门处。

肾静脉：走行于肾动脉的前方。

睾丸卵巢静脉、动脉：在腰大肌前面寻找蓝色条纹——睾丸（卵巢）静脉，沿其走向纵行切开肾前筋膜，分离出与之伴行的睾丸（卵巢）动脉。

腰丛：位于腰大肌深面与腰椎横突前方。

髂腹下神经：自腰大肌外侧缘穿出，经肾后方和腰方肌前方之间行向外下。

髂腹股沟神经：自腰大肌外侧缘穿出，位于髂腹下神经下方。

股外侧皮神经：自腰大肌外侧缘穿出后行向前外侧，斜越髂肌表面到达髂前上棘内侧。

股神经：自腰丛发出后经腰大肌与髂肌之间下行至在腹股沟韧带中点稍外侧。

生殖股神经：腰大肌前面穿出后沿该肌浅面下行，在腹股沟韧带上方分为生殖支和股支。生殖支经腹股沟管分布于阴囊（大阴唇）和提睾肌。

腹腔丛：腹腔干和肠系膜上动脉根部周围。

肠系膜下丛：沿肠系膜下动脉分支分布。

主动脉肾节：肾动脉根部周围。

主动脉肾丛：沿肾动脉分支分布。

上腹下丛：位于第 5 腰椎椎体前方和两侧髂总动脉之间。

下腹下丛：即盆丛，由上腹下丛延续到直肠两侧。

腰淋巴结：在下腔静脉和腹主动脉周围，寻找腰淋巴结，为大小不等的椭圆形结构。

肝肾隐窝：位于肝右叶与右肾之间，其左界为网膜孔和十二指肠降部，右界为右结肠旁沟。

六、实验报告

（一）绘图

绘制回盲部的动脉分布。

（二）填图

据解剖所见，标出腹腔干的分支名称（图 7）。

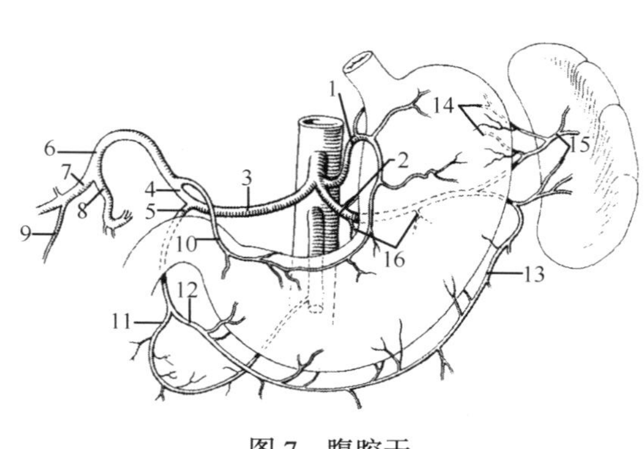

图 7　腹腔干

1. ________________
2. ________________
3. ________________
4. ________________
5. ________________
6. ________________
7. ________________
8. ________________
9. ________________
10. ________________
11. ________________
12. ________________
13. ________________
14. ________________
15. ________________
16. ________________

（三）思考题

1. 简述肾角的构成及临床意义。
2. 简述 McBurney 点的定义及临床意义。
3. 阑尾的位置有哪些？手术中如何寻找阑尾？化脓性阑尾炎为什么会引起肝脓肿？
4. 供应结肠的动脉有哪些？
5. 试述门静脉的组成、毗邻、主要属支及结构特点。
6. 根据肾的位置毗邻关系，施行肾切除术应注意哪些问题？
7. 左、右肾静脉有何不同？精索静脉曲张多见于哪一侧？为什么？

实验八　盆部及会阴

一、目的与要求

1. 正确摸认盆、会阴的体表标志，并能说出其临床意义。

2. 说出骨盆的界线；说明盆膈的构成与通过的结构，盆筋膜的分部，肛提肌的形态、分部、起止、作用。

3. 说出髂内动脉的行程及主要分支。

4. 说出盆腔腹膜形成物的名称及临床意义。

5. 能正确辨认盆、会阴的主要神经及其分支。

6. 说出会阴的范围；阐述尿生殖区内会阴浅隙和会阴深隙的构成和内容。

7. 简要说明阴部内动脉、阴部神经的走形和分支。

8. 能正确辨认肛门外括约肌的分部。

二、实验重点

1. 肛提肌的形态、分部、起止、作用及肛提肌腱弓的作用和临床意义。

2. 髂内动脉壁支和脏支的起始、走行和分布。

3. 尿生殖膈的肌肉、筋膜，会阴浅隙和深隙的构成及内容。

4. 阴部内动脉和阴部神经的起始、走行、分支和分布。

5. 盆腔内各脏器与腹膜的关系，腹膜形成的系膜、韧带、隐窝的名称和临床意义。

6. 膀胱的形态、位置、毗邻、生理变化及供血。

7. 子宫形态、位置、毗邻，子宫的韧带及血管、淋巴的流注情况。

8. 输卵管的位置、分部及临床意义，卵巢的位置及固定装置。

9. 阴道的位置、毗邻及其与子宫颈的关系。

10. 直肠的形态、毗邻、位置，直肠的血供、神经分布和淋巴流注关系。

11. 坐骨直肠窝的位置、结构特点及临床意义。

三、实验难点

1. 盆部筋膜的分层、分布及连续关系，筋膜间隙的位置及临床意义。

2. 髂内动脉的分支与分布。

3. 子宫形态、位置、毗邻，子宫的韧带及血管、淋巴的流注关系。

4. 直肠的形态、毗邻、位置，直肠的血供、神经分布和淋巴的流注关系。

5. 肛三角、尿生殖三角的境界、层次结构特点。

6. 坐骨直肠窝的位置、结构特点及临床意义。

四、标本、教具

1. 骨盆标本，男、女正中矢状切、冠状切标本、模型。
2. 盆膈（盆底肌）标本，盆腔血管脏器标本。
3. 会阴浅、深隙标本、模型，肛管、直肠游离标本及模型。
4. 膀胱离体切开标本。
5. 生殖系统解剖游离标本、模型及挂图。
6. 盆、会阴解剖相关挂图。

五、实验内容（结构辨认）

盆内脏器的安排，正中矢状位由前至后依次是泌尿、生殖、消化器官。

直肠：位于盆腔后部，上于第 3 骶椎平面接乙状结肠，向下穿盆膈延续为肛管。

直肠上动脉：肠系膜下动脉的直接延续，乙状结肠系膜内下行，至第 3 骶椎处分为两支，沿直肠两侧分布于直肠上部。

直肠下动脉：多起自髂内动脉前干的细小分支，行向内下，分布于直肠下部。

骶丛：位于梨状肌前面，其分支经梨状肌上、下孔出盆腔。

下腹下丛：即**盆丛**，由上腹下丛延续到直肠两侧。

盆内脏神经：提起盆丛，辨认第 2～4 骶神经前支各发一条细小加入盆丛的神经。

骶交感干：沿骶前孔内侧下降，至尾骨前方，两侧骶交感干连接在单一的**奇神经节**上。

阴部内动脉：起自髂内动脉前干，经梨状肌下孔出盆，绕坐骨棘后面，穿坐骨小孔至坐骨直肠窝。

子宫动脉：起自髂内动脉的前干，沿盆侧壁向前内下方走行，进入子宫阔韧带基底部，在距子宫颈外侧约 2cm 处，横向越过输尿管盆部的前上方，至子宫颈侧缘后，沿子宫两侧缘迂曲上行。

膀胱：空虚时呈三棱锥体状，位于盆腔前部，其上界约与骨盆上口相当。

膀胱尖：朝向前上，与腹壁内的脐正中韧带相连。

膀胱底：三角形，朝向后下。

膀胱颈：男性膀胱与前列腺接触的部分，女性的与尿生殖膈相邻。

膀胱体：膀胱尖与膀胱底之间的部分。

膀胱三角：膀胱底内面，两输尿管口与尿道内口之间。

输尿管口：输尿管自膀胱底的外上角向内下斜穿膀胱壁的开口。

尿道内口：膀胱颈处尿道开口，约平耻骨联合后面中央或上部。

输尿管间壁：两输尿管口之间的横行皱襞。

膀胱上动脉：起自髂内动脉的脐动脉，向下走行，分布于膀胱上、中部。

膀胱下动脉：起自髂内动脉前干，沿盆侧壁行向下，分布于膀胱下部、精囊、前列腺及输尿管盆部等。

前列腺：位于膀胱颈和尿生殖膈之间。

前列腺沟：前列腺体后面正中央一纵行浅沟。

尿道前列腺部： 男性尿道在前列腺底穿入前列腺，经前列腺实质下行至前列腺尖穿出，称尿道前列腺部。

射精管口： 位于尿道前列腺部后壁的精阜。

精阜： 尿道前列腺部后壁正中隆起的尿道嵴最突出的部分。

前列腺囊： 前列腺实质表面包裹一层薄的纤维肌性组织。

精囊： 一对长椭圆形的囊状腺体，位于前列腺底的后上方，输精管壶腹的外侧，前贴膀胱，后邻直肠。

输精管壶腹： 膀胱底后面，两侧输精管膨大形成。

输尿管经输精管壶腹与精囊之间到达膀胱底。

子宫： 子宫位于膀胱与直肠之间。

子宫阔韧带： 子宫两侧冠状位的双层腹膜皱襞。

子宫圆韧带： 自子宫角、输卵管附着部的前下方，在子宫阔韧带内弯向盆侧壁，到腹壁下动脉外侧，经深环入腹股沟管，出浅环附着于阴阜及大阴唇皮下。

子宫系膜： 子宫阔韧带附着于子宫的部分。

卵巢系膜： 子宫阔韧带附着于卵巢的部分。

输卵管系膜： 子宫阔韧带附着于输卵管的部分。

卵巢： 位于髂内、外动脉分叉处的卵巢窝内，窝的前界为脐动脉，后界为髂内动脉和输尿管。

输卵管： 位于子宫阔韧带的上缘内。

子宫动脉与输尿管的关系：子宫阔韧带基底部，在距子宫颈外侧约 2cm 处，横向越过输尿管盆部的前上方，至子宫颈侧缘。

直肠子宫陷凹： 子宫与直肠之间的腹膜移行返折。

子宫膀胱陷凹： 女性在膀胱与子宫之间的腹膜移行返折。

直肠膀胱陷凹： 男性在膀胱与直肠之间的腹膜移行返折。

阴道穹： 子宫颈与阴道壁之间的环形腔隙，阴道穹后部较深，与直肠子宫陷凹紧邻。

肛管： 上续直肠，向后下绕尾骨尖终于肛门

肛柱： 肛管内有 6～10 条纵向的黏膜皱襞。

肛瓣： 邻肛柱下端之间呈半月形的黏膜皱襞

肛窦： 肛瓣与相邻肛柱围成的小隐窝。

齿状线： 肛柱下端及肛瓣的边缘连成锯齿状的环状线。

肛梳： 齿状线以下 1.5cm 处的一环行隆起，深层有直肠静脉丛和增厚的肛门内括约肌。

白线： 肛梳下端为一窄而蜿蜒走行的带。

坐骨直肠窝： 位于肛管的两侧，略似尖朝上、底朝下的锥形间隙。

肛门内括约肌： 肛管壁内环行肌层明显增厚形成。

肛门外括约肌： 环绕肛门内括约肌周围的横纹肌，分为皮下部、浅部和深部。

会阴中心腱： 男性的位于肛门与阴茎根之间，女性的位于肛门与阴道前庭后端之间。

肛提肌： 漏斗状封闭小骨盆下口的一对宽扁肌。

会阴深横肌： 位于尿生殖膈上、下筋膜之间，肌束横行于两侧坐骨支之间。

会阴浅横肌：起自坐骨结节，止于会阴中心腱。

闭孔内肌：位于盆侧壁的前份，肌束汇集成腱穿经坐骨小孔至臀区。

阴部管：为阴部内血管和阴部神经穿经闭孔筋膜的裂隙，又称 Alcock 管。

在坐骨结节内侧面上方 2cm 处，前后方向切开闭孔筋膜上的阴部管，分离出管内走行的**阴部内血管**和**阴部神经**。

盆膈：肛提肌和尾骨肌组成及覆盖其上、下表面的筋膜构成。

盆膈上筋膜：肛提肌和尾骨肌上表面的筋膜。

盆膈下筋膜：肛提肌和尾骨肌下面覆盖的筋膜。

盆膈裂孔：两侧肛提肌的前内侧缘之间留有一狭窄裂隙，其下方由尿生殖膈封闭。

盆脏筋膜：也称盆筋膜脏层，在盆腔内脏器穿经盆膈和尿生殖膈时，由盆壁筋膜向上返折，呈鞘状包裹脏器。

尿生殖膈：由尿生殖膈上、下筋膜及其间的会阴深横肌和尿道括约肌共同组成。

分别覆盖在会阴深横肌和尿道括约肌上面和下面的深筋膜，称**尿生殖膈上筋膜**和**尿生殖膈下筋膜**。

尿道括约肌：位于尿生殖膈上、下筋膜之间，会阴深横肌前方，肌束呈环形围绕尿道膜部。

会阴浅隙：会阴浅筋膜与尿生殖膈下筋膜之间，内有尿生殖区的浅层肌、男性阴茎根、女性阴蒂脚、前庭球和前庭大腺等结构。

球海绵体肌：尿道球下表面覆盖的肌肉。

坐骨海绵体肌：阴茎海绵体左、右脚表面覆盖的一对肌。

阴道：上端环绕子宫颈，下端开口于阴道前庭。

阴道前庭：两侧小阴唇之间的裂隙，中央有阴道口，前部有尿道外口。

阴蒂脚：附于耻骨下支和坐骨支。

前庭球：位于阴蒂体和尿道外口之间，分为中间部和两个外侧部。

前庭大腺：位于前庭球后方。

阴茎脚：附于耻骨弓。

尿道球：男性尿道海绵体后端。

会阴深隙：尿生殖膈上、下筋膜之间的间隙。

尿道膜部：尿道穿经尿生殖膈的部分。

尿道球腺：位于会阴深横肌肌束内。

阴茎的层次：由外向内皮肤、阴茎浅筋膜、阴茎深筋膜、白膜。

阴茎背神经：阴茎背面正中线上为阴茎背深静脉，外侧阴茎背动脉，再外侧是阴茎背神经。

包皮：皮肤在阴茎颈的前方折叠形成双层的环形皱襞，包绕阴茎头。

包皮系带：在阴茎头的腹侧中线处，阴茎包皮与尿道外口相连形成的皮肤皱襞。

包皮腔：阴茎包皮与阴茎头之间。

肛门血管、神经：辨认横过坐骨直肠窝的肛血管和肛神经，追踪至肛门。

六、实验报告

（一）绘图

男性会阴浅隙及其内的结构。

（二）填图

据解剖所见，标出髂内、外动脉及其分支（图 8）。

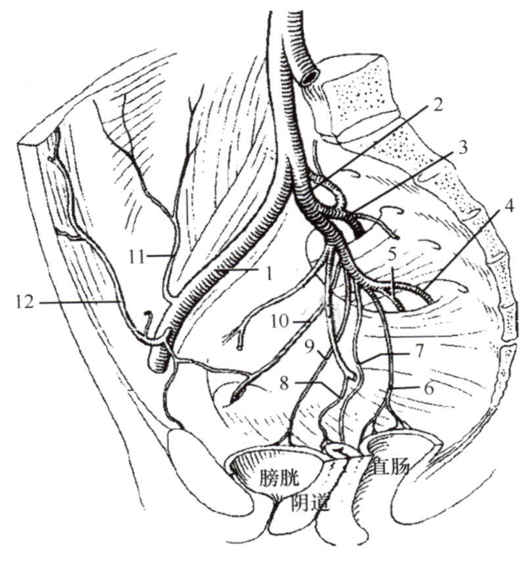

图 8　髂内、外动脉及其分支

1. ________________
2. ________________
3. ________________
4. ________________
5. ________________
6. ________________
7. ________________
8. ________________
9. ________________
10. ________________
11. ________________
12. ________________

（三）思考题

1. 简述盆膈、尿生殖膈构成。
2. 简述产科会阴定义及其临床意义。
3. 盆腔脏器的排列关系如何？直肠指检时，其前方在男性、女性分别可触到哪些结构？
4. 膀胱空虚或充盈时，膀胱与腹膜关系如何？有何临床意义？
5. 子宫切除术，游离子宫时需切断哪些结构？手术中应防止损伤哪些重要结构？
6. 何谓子宫附件？试述输卵管的位置、分部及临床意义。
7. 说明坐骨直肠窝的位置、组成及临床意义？
8. 尿道在尿生殖膈以上断裂或海绵体部断裂时尿液渗出途径如何？

参 考 文 献

刘树伟，李瑞锡. 2013. 局部解剖学. 第 8 版. 北京：人民卫生出版社.

柏树令，应大君. 2013. 系统解剖学. 第 8 版. 北京：人民卫生出版社.

陈孝平，汪建平. 2013. 外科学. 第 8 版. 北京：人民卫生出版社.

附　　录

附录一　实验报告参考答案

实验一　上　　肢

（一）绘图（略）。

（二）填图

腋窝前壁的层次及主要血管、神经结构。

1. 胸大肌　2. 臂丛内侧束　3. 胸内侧神经　4. 胸小肌　5. 胸长神经　6. 正中神经　7. 肌皮神经　8. 腋动脉　9. 胸外侧神经　10. 臂丛外侧束　11. 头静脉

（三）思考题

1. 肩袖是如何构成的？有何临床意义？

答：肩袖又称肌腱袖，是由冈上肌、冈下肌、小圆肌和肩胛下肌的肌腱联合形成的腱板状结构。从肩关节的上、后和前方包绕，并与肩关节囊愈着，是肩关节的重要稳定装置。肩关节脱位或扭伤常导致肌腱袖破裂。

2. 腋鞘是如何构成的？有何临床意义？

答：颈深筋膜深层延续至腋窝，包裹腋动、静脉和臂丛锁骨下部所形成的筋膜鞘。临床上作臂丛锁骨下部麻醉时，应将药液注入腋鞘内。

3. 腋窝前壁的层次是怎样排列的？在胸小肌上、下缘各能观察到哪些结构？

答：皮肤、浅筋膜、深筋膜、胸大肌、胸小肌、锁骨下肌和锁胸筋膜。

胸小肌上缘：腋动脉第一段、胸上动脉、胸肩峰动脉、腋静脉、臂丛、腋淋巴结尖群、锁胸筋膜及穿过其的头静脉，胸肩峰血管及胸外侧神经。

胸小肌下缘：腋动脉第三段，肩胛下动脉（胸背动脉及旋肩胛动脉）和旋肱前、后动脉，胸背神经与胸背动脉伴行，胸外侧动脉、肩胛下淋巴结，正中神经，肌皮神经，肱二头肌及喙肱肌，前臂内侧皮神经，腋静脉等。

4. 腋淋巴结可分为几群？各群的位置、收纳范围、回流及临床意义有哪些？

答：腋淋巴结可分五群：外侧淋巴结（外侧群）：位于腋窝的外侧壁，沿腋动、静脉远侧端排列，收纳上肢大部分淋巴管；胸肌淋巴结（前群）：位于腋窝内侧壁前锯肌浅面、胸大肌深面、胸小肌下缘，沿胸外侧动脉、胸长神经排列，收纳乳房大部分、上肢和胸前外侧壁的淋巴；肩胛下淋巴结（后群）：位于腋窝后壁肩胛下动脉及胸背神经周围，收纳背上部、颈后部及胸后壁的淋巴；中央淋巴结：位于腋窝中央的疏松结缔组织内，收纳前、后、外侧群淋巴结的输出管；尖淋巴结（尖群）：位于锁骨下方、胸小肌上缘、锁胸筋膜深面，沿腋静脉近侧段排列，收纳乳房上部和腋淋巴结前、后、外及中央群的淋巴，并有输出管与颈深下淋巴结相交通，最后汇成锁骨下干。

5. 哪些神经与肱骨骨面紧贴？损伤后可出现什么样畸形？为什么？

答：肱骨内上髁的后下方有尺神经沟，尺神经受损时可形成“爪形手”，由于骨间肌的瘫痪萎缩，掌骨间隙出现凹陷，掌骨突出，小鱼际肌萎缩。

腋神经绕肱骨外科颈，当损伤腋神经时形成“方形肩”，由于三角肌萎缩，肩峰突出。

肱骨中段骨折常损伤紧贴肱骨的桡神经，损伤后表现为抬前臂时呈“垂腕”姿态，主要是前臂后群伸腕肌麻痹，不能伸腕，相对前臂前群肌屈腕功能增强。

6. 腕管是如何构成的？有哪些结构通过腕管？

答：构成：由屈肌支持带和腕骨沟共同围成。

内容：指浅、深屈肌腱及屈肌总腱鞘，拇长屈肌腱及其腱鞘和正中神经通过。

7. 试述掌心部的层次结构？

答：分为浅、深两部，两部之间为手掌的筋膜间隙，每部均由深筋膜、血管和肌三层组成。

（1）浅部（由浅入深）

①掌腱膜。

②掌浅弓、正中神经、尺神经浅支。

③指浅、深屈肌腱和蚓状肌。

（2）手掌筋膜间隙：位于掌中间鞘内，指深屈肌腱、蚓状肌、屈肌总腱鞘与骨间掌侧筋膜之间，内有疏松结缔组织填充。

（3）深部（由浅入深）

①骨间掌侧筋膜。

②掌深弓和尺神经深支。

③掌骨、骨间肌。

实验二　下　　肢

（一）绘图（略）。

（二）填图

出、入梨状肌上、下孔的结构及周围结构。

1. 臀中肌　2. 臀大肌　3. 梨状肌　4. 骶结节韧带　5. 臀上血管、神经　6. 坐骨神经　7. 股后皮神经　8. 臀下血管、神经　9. 阴部内动脉　10. 阴部神经

（三）思考题

1. 股鞘是如何构成的？有何内容？

答：（1）构成：为腹横筋膜肌及髂筋膜向下延续，包绕股动、静脉上段的筋膜鞘，位于腹股沟韧带内侧半和阔筋膜的深面。

（2）内容：股动脉、股静脉、股管、腹股沟深淋巴结和脂肪。

2. 股三角是如何构成的？有何内容？

答：（1）构成：为股前区的一个三角形区域。界线：上界为腹股沟韧带，外侧界为缝匠肌内侧缘，内侧界为长收肌内侧缘，前壁为阔筋膜，后壁为髂腰肌、耻骨肌和长收肌。

（2）内容：从外到内为股神经、股动脉及其分支、股静脉及其属支、股管（容纳股深淋巴结、脂肪组织）。

3. 肌腔隙、血管腔隙的境界及内容是什么？

答：肌腔隙：前界为腹股沟韧带外侧部，后外界为髂骨，内侧界为髂耻弓。内有髂腰肌、股神经和股外侧皮神经通过。

血管腔隙：前界为腹股沟韧带内侧部，后内界为耻骨肌筋膜及耻骨梳韧带，内侧界为腔隙韧带（陷窝韧带），后外界为髂耻弓。

内容：腔隙内有股鞘，股动、静脉，生殖股神经股支、淋巴管通过。其最内侧为股管的上口，称股环。

4. 股管位于何处？其形态结构怎样？股疝是如何形成的？为何易发生绞窄？

答：股管是股鞘内侧的漏斗状筋膜间隙。股管的后壁为耻骨梳韧带、耻骨肌及其筋膜，前壁为腹股沟韧带、隐静脉裂孔镰缘的上端和阔筋膜，外侧壁为股静脉内侧的纤维隔，内侧壁为陷窝韧带及股鞘内侧壁。股管的下端为盲端，对向卵圆窝。股管的上口称股环。股环前界为腹股沟韧带，后界为耻骨梳韧带，内侧界为陷窝韧带，外侧界借纤维隔与股静脉相邻。管内有少许脂肪、疏松结缔组织和数条淋巴管及 1～2 个淋巴结。如腹腔内容物经股环入股管，甚至自卵圆窝突出于皮下，则形成股疝。女性骨盆较宽，股环相应较大，再加上其他因素（如妊娠、老年等），故较易发生股疝，由于股环的内、前、后三面均为韧带结构，特别是内侧的陷窝韧带的边缘较坚锐，故股疝容易发生嵌顿。

5. 小腿后群肌麻痹是什么神经损伤？足部会产生什么症状？为什么？

答：这是胫神经损伤。会出现“钩状足”即足不能跖屈，足呈背屈外翻位，不能以足尖站立，内翻力减弱，伴足底及足外侧缘皮肤感觉障碍。

6. 腓骨颈骨折可能损伤什么神经？损伤后会出现什么症状？为什么？

答：腓骨颈骨折引起腓总神经损伤时，致使小腿前群肌和外侧群肌瘫痪，使足和趾不能背屈、外翻和伸趾；足下垂，并有内翻，呈“马蹄”内翻足畸形，行走困难，呈特殊的“跨阈”步态，小腿前外侧、足背和趾背皮肤感觉缺失。

7. 踝管是怎样构成的？通过此管的结构有哪些？

答：踝管为小腿与足底之间的通道，位于踝关节内侧，由屈肌支持带与内踝、跟骨内侧面共同构成，屈肌支持带向跟骨发出三个纤维隔，形成四个骨纤维管。踝管内由前向后依次为：胫骨后肌腱及其腱鞘、趾长屈肌腱及其腱鞘、胫后动脉、胫后静脉、胫神经、踇长屈肌腱及其腱鞘。

实验三　头　　部

（一）绘图（略）。

（二）填图

腮腺床结构。

1. 颈内静脉　2. 副神经　3. 喉上神经　4. 舌咽和迷走神经的颈动脉窦支　5. 颈外动脉　6. 舌下神经　7. 舌咽神经　8. 茎突咽肌　9. 茎突舌骨肌　10. 茎突舌肌　11. 颈内动脉。

（三）思考题

1. 如何鉴别颅顶皮下、腱膜下和骨膜下血肿？

皮下血肿：疼痛剧烈，出血较多，常需压迫或缝合止血。

腱膜下血肿：可广泛蔓延至全颅顶。

骨膜下血肿：常局限于一块颅骨的范围。

2. 海绵窦的位置、内容安排及连属关系如何？

海绵窦位于蝶鞍和垂体的两侧，前达眶上裂内侧部，后至颞骨岩部尖端。

外侧壁依次有动眼、滑车、眼神经及上颌神经自上而下通过。

内侧壁上部为垂体，中部有颈内动脉及其外侧的展神经通过。

3. 试述垂体的位置、毗邻及垂体肿瘤时可能出现的压迫症状？

答：垂体位于蝶鞍中央的垂体窝内，借漏斗穿鞍膈中央的隔孔与第三脑室底的灰结节相连。垂体前叶肿瘤可将鞍膈前部推向上方，压迫视交叉，出现视野缺损。垂体肿瘤向上突入第三脑室，可引起脑脊液循环障碍，导致颅内压增高；向下生长可使垂体窝的深度增加，甚至侵及蝶窦；向两侧扩展可压迫海绵窦，发生海绵窦淤血及脑神经受损的症状。

4. 面部“危险三角”的位置及其临床意义是什么？

答：面静脉经眼静脉、面深静脉及翼静脉丛等与海绵窦交通。口角平面以上的一段面静脉通常无静脉瓣，面肌的收缩可促使血液逆流。因此，在口角两侧至鼻根连线所形成的三角区内，若发生化脓性感染，易循上述途径逆行至海绵窦，导致颅内感染，故此区有面部“危险三角”之称。

5. 试述腮腺的位置、形态和毗邻关系。

答：位置：外耳道前下方。

形态：大致呈锥体形，底向外侧，尖向内侧突向咽旁。

上缘邻颧弓；外耳道和颞下颌关节，下缘平下颌角，前邻咬肌；下颌支和翼内肌的后缘，后邻乳突前缘及胸锁乳突肌上部的前缘；深面有茎突诸肌，颈内动、静脉，末四对脑神经。

6. 穿经腮腺的结构有哪些？

答：腮腺内部主要有横行的面神经及其分支、面横动静脉、上颌动静脉。

纵行的有颈外动脉和下颌后静脉，颞浅动脉、颞浅静脉、耳颞神经。

由浅入深分别是面神经分支、下颌后静脉、颈外动脉及耳颞神经。

7. 试述翼下颌间隙的位置、内容和临床意义。

答：位于翼内肌与下颌支之间，与咬肌间隙仅隔下颌支，两间隙经下颌切迹相通。此间隙内有舌神经、下牙槽神经和同名动、静脉通过。下牙槽神经阻滞，即注射麻醉药液于此间隙内。牙源性感染常累及此间隙。

实验四 颈 部

（一）绘图（略）。

（二）填图

甲状腺的血管与喉返神经的局部关系。

1. 甲状腺下动脉 2. 喉返神经 3. 甲状腺下静脉 4. 左头臂静脉 5. 颈总动脉 6. 胸骨甲状肌 7. 甲状腺上静脉 8. 甲状舌骨肌。

（三）思考题

1. 简述静脉角的构成及临床意义。

答：同侧锁骨下静脉与颈内静脉汇合成头臂静脉，汇合处形成向两外上开放的角，称为静脉角，胸导管和右淋巴导管分别注入左、右静脉角。

2. 斜角肌间隙如何构成？有何内容物通过？

答：前、中斜角肌和第 1 肋之间的间隙，内有锁骨下动脉和臂丛穿过。

3. 何谓 Virchow's 淋巴结？有何临床意义？

答：位于左颈根部左侧斜角肌处的淋巴结。食管下部癌或胃癌转移时常可累及该淋巴结。在临床体检时，常在胸锁乳突肌后缘和锁骨上缘的交角处触及肿大的淋巴结。

4. 根据甲状腺的毗邻关系，试分析甲状腺肿大时可能引起哪些主要症状？

甲状腺侧叶的后内侧与喉和气管、咽和食管以及喉返神经等相邻；侧叶的后外侧与颈动脉鞘及鞘内的颈总动脉、颈内静脉和迷走神经，以及位于椎前筋膜深面的颈交感干相邻。当甲状腺肿大时，如向后压迫，可出现呼吸、吞咽困难和声音嘶哑：如向后外方压迫交感干时. 可出现 Horner 综合征，即瞳孔缩小、眼裂变窄（上睑下垂）及眼球内陷等。

5. 气管切开需经哪些层次？术中应注哪些解剖学问题？

层次为：皮肤→颈浅筋膜→颈深筋膜浅层→舌骨下肌群→气管前筋膜。

避免损伤：两侧的颈鞘，后方的食管及胸骨上间隙内的颈静脉弓、甲状腺奇静脉丛、甲状腺最下动脉、胸腺、头臂静脉、头臂干与主动脉弓等。

6. 试述颈动脉鞘的内容物及其毗邻关系。

答：颈动脉鞘内容物包括颈动脉鞘包绕着的颈总动脉和颈内动脉、颈内静脉、迷走神经。浅面：胸锁乳突肌，舌骨下肌群（胸骨舌骨肌、胸骨甲状肌、肩胛舌骨肌下腹），颈袢及甲状腺上、中静脉。后方：甲状腺下动脉、（左）胸导管弓、椎前筋膜及其深面的颈交感干、椎前肌、颈椎横突。内侧：咽、食管、喉、器官、喉返神经、甲状腺侧叶。

7. 鼻咽癌、舌根癌、胃癌、食管下部癌可转移至哪些颈部淋巴结？这些肿大的淋巴在何处可触到？

答：角淋巴结（颈内静脉二腹肌淋巴结）位于二腹肌后腹与颈内静脉交角处，下颌角附近触及肿大的淋巴结，鼻咽癌、舌根癌易转移至此淋巴结。食管下部癌或胃癌转移时常可累及 Virchow's 淋巴结；临床体检时，常在胸锁乳突肌后缘和锁骨上缘的交角处触及肿大的淋巴结。

实验五 胸　部

（一）绘图（略）。

（二）填图

据解剖所见，标注纵隔左侧面各结构的名称。

1. 膈　2. 心包　3. 肺上静脉　4. 膈神经　5. 主动脉弓　6. 喉返神经　7. 颈总动脉　8. 迷走神经　9. 交感干　10. 副半奇静脉　11. 肺动脉　12. 左主支气管　13. 肺下静脉　14. 半奇静脉　15. 食管

（三）思考题

1. 简述锁胸筋膜的构成及穿经结构、临床意义。

答：（1）构成：由胸筋膜深层附着于锁骨及锁骨下肌、胸小肌和肩胛骨的喙突之间而形成。

（2）穿经结构：胸肩峰动脉的分支、胸外侧神经、头静脉和淋巴管。

（3）临床意义：临床上需要手术切开胸锁筋膜时，应该注意保护相应的血管和神经，以免造成出血和胸大、小肌瘫痪。

2. 乳腺脓肿切开引流，应选择什么方向切口？为什么？乳房后脓肿如何切开引流？为什么？

答：（1）乳腺脓肿切开引流，应做放射状切口，因为乳腺叶和输乳管以乳头为中心呈放射状排列，以防损伤输乳管。

（2）乳房后的脓肿，则沿乳房下皱襞作弧形切口，下部无乳腺导管，有利于引流。

3. 乳房的淋巴回流途径如何？乳房外侧部癌肿时，癌细胞常先侵犯哪些淋巴结群？临床检查在何处能触到这些肿大的淋巴结？

答：①乳房外侧部和中央部→腋淋巴结的胸肌淋巴结（腋前襞处可触及），是回流的主要途径；②乳房上部的淋巴管向上注入腋淋巴结的尖淋巴结和锁骨上淋巴结；③乳房内侧部→胸骨旁淋巴结，并与对侧乳房淋巴管相吻合；④乳房内下部→膈上淋巴结（前群），并与腹前壁上部及膈下的淋巴管相吻合；⑤乳房深部经乳房后隙，注入胸肌间淋巴结或尖淋巴结。

乳房外侧部癌肿时，癌细胞常先侵犯胸肌淋巴结，中央淋巴结和尖淋巴结；可在胸小肌下缘，腋窝底等部位触及到这些肿大的淋巴结。

4. 试解释乳癌时，为何会出现肿瘤表面皮肤下陷、“橘皮样变”及乳头回缩现象？

答：乳腺间结蹄组织中有许多与皮肤垂直的纤维束，一端连于皮肤和浅筋摸浅层，一端连于胸肌筋膜，乳房上部的更为发达，称为乳房悬韧带或 Cooper 韧带。由于韧带无伸展性，乳腺癌时，淋巴回流受阻和癌组织增生使乳房悬韧带紧张，该处皮肤出现凹陷呈橘皮样改变。

5. 肋间血管、神经的走行如何？在胸壁的前部（气胸时）、后部（胸腔积液）行胸膜腔穿刺，何处是适宜的进针部位？需经哪些层次（浅→深）结构方可达到胸膜腔？

答：肋间后动、静脉和肋间神经并行于肋间隙内，在肋角内侧无一定排列顺序，位于肋间隙的中间。在肋角附近，肋间血管及神经均发出一较小的分支，沿下位肋骨的上缘前行，本干又称上支，循肋沟前行，在肋角前方三者排列顺序自上而下为静脉、动脉、神经。

根据肋间血管、神经行经肋间隙的部位，在胸膜腔穿刺时，如在肋间隙后部（肋角后方），应稍靠下，但不宜紧靠肋骨上缘进行；在肋间隙前部穿刺，应在肋间隙中部穿入。

锁骨中线第3肋间胸壁由浅入深的层次有：皮肤、浅筋膜、深筋膜、胸大肌、胸小肌、肋间外肌、肋间内肌、胸横肌、胸内筋膜、壁胸膜。

6. 试述动脉导管三角的境界、内容及临床意义？

答：由左膈神经、左迷走神经和左肺动脉围成，内有动脉韧带、左喉返神经和心浅丛，是手术中寻找动脉导管的标志。在施行动脉导管结扎时注意勿伤及左喉返神经。

7. 试述肺根的构成与毗邻，左、右肺根的结构排列位置关系？

答：（1）肺根的毗邻（表1）

表1

肺根	前方	后方	上方	下方
左	膈神经，心包膈血管	迷走神经，胸主动脉	主动脉弓	肺韧带
右	膈神经，心包膈血管，上腔静脉	迷走神经，奇静脉	奇静脉弓	肺韧带

（2）左、右肺根的结构排列位置关系（表2）

表2

肺根	由前向后	由上向下
左	肺上静脉，肺动脉，主支气管，肺下静脉（左右同肺根）	肺动脉，主支气管，肺上、下静脉
右		上叶支气管，肺动脉，中下叶支气管，肺上、下静脉

8. 试述胸部、胸腔、胸膜腔的区别。肋膈隐窝的位置及临床意义。

答：胸部由胸壁、胸腔及其内容物组成。胸壁和膈围成的腔称胸腔。胸膜腔为脏、壁胸膜在肺根处相互延续共同围成的密闭窄隙，左右各一，腔内为负压，并有少量浆液。肋膈隐窝位于肋胸膜与膈胸膜转折处，是胸膜腔最低处，胸膜腔积液首先积聚于此处。

实验六　腹部（一）

（一）绘图（略）。

（二）填图

据解剖所见，标出下列腹股沟区各结构的名称。

1. 腹外斜肌　2. 返转韧带　3. 腹股沟管浅环　4. 腔隙韧带　5. 耻骨梳韧带　6. 联合腱　7. 腹股沟管　8. 腹股沟韧带　9. 腹横筋膜　10. 腹股沟管深环

（三）思考题

1. 从局部解剖角度设计阑尾炎手术入路，并说明注意事项。

答：右下腹经腹直肌的腹部手术切口（右下腹平脐旁向下2指纵切口）：皮肤→浅筋膜

（Camper 筋膜和 Scarpa 筋膜）→腹直肌鞘前层→腹直肌→腹直肌鞘后层→腹横筋膜→腹膜外组织→腹膜壁层。应注意腹直肌鞘后层内的腹壁上、下血管，会切断腹直肌内侧的胸神经前支及髂腹下神经。

腹直肌外侧缘切口：两髂前上棘连线与右侧腹直肌外侧缘连线下方的横切口。

下腹部麦氏阑尾切口：脐与右髂前上棘连线的中外 1/3 交界处，与此线垂直的切口。皮肤→浅筋膜（Camper 筋膜和 Scarpa 筋膜）→腹外斜肌腱膜→腹内斜肌→腹横肌→腹横筋膜→腹膜外组织→腹膜壁层。注意勿损伤腹内斜肌与腹横肌之间的髂腹下神经和髂腹股沟神经。

2. 试述腹沟管的位置、构成、内容。

答：（1）位置：位于腹股沟韧带内侧半上方（长 4 ~ 5cm）。

（2）构成：前壁—腹外斜肌腱膜，后壁—腹横筋膜，上壁—腹内斜肌与腹横肌的弓状下缘，下壁—腹股沟韧带，内口—腹股沟深环，外口—腹股沟浅环。

（3）内容：男性—精索和髂腹股沟神经，女性—子宫圆韧带和髂腹股沟神经。

3. 腹膜腔穿刺应于何处进行为宜？为什么？

答：穿刺点选择在腹股沟韧带中、内 1/3 交界点与脐连线的外上方，主要是为避免损伤腹壁下血管。

4. 试述腹股沟斜疝、直疝及股疝时腹腔脏器突出的途径。

答：斜疝最为多见，其解剖特点是从腹壁下动脉外侧由深环脱出，通过腹股沟管的全程，出浅环入阴囊，包在精索的三层被膜内，疝囊颈比较明显；直疝是从腹壁下动脉的内侧、腹股沟管的后壁顶出，通过腹股沟三角，因不经过深环，故疝囊在精索被膜之外，且无明显的疝囊颈。从腹股沟韧带内侧的后下方脱出，通过股环和股管下达卵圆窝的疝，称为股疝。

5. 胃后壁与哪些结构相毗邻？

答：胃后壁隔网膜囊与左肾上腺、左肾、胰、脾、横结肠及其系膜相毗邻，这些器官形成胃床。

6. 供应胃的动脉有哪些？各位于什么韧带内？

答：（1）胃左、右动脉：在小网膜内沿胃小弯走行。

（2）胃网膜左、右动脉：在大网膜的胃结肠韧带内沿胃大弯走。

（3）胃短动脉：在胃脾韧带内走行至胃底。

（4）胃后动脉：起自脾动脉经膈胃韧带至胃后壁上部。

7. 胆囊三角是怎样构成的？在手术中有何意义？

答：胆囊管、肝总管及肝脏脏面三者构成的三角形区域称为胆囊三角（又叫 Calot 三角），内有胆囊动脉通过。

8. 胰头癌病人为什么会出现黄疸、腹水、下肢水肿及肠梗阻等症状？

答：胰头部肿瘤可压迫十二指肠而引起梗阻；胰头部肿瘤压迫下腔静脉或肝门静脉，影响其血液回流，可分别引起下肢水肿和腹水，若压迫胆总管，可影响胆汁排出，发生阻塞性黄疸。

实验七　腹部（二）

（一）绘图（略）。

（二）填图

据解剖所见，标出腹腔干的分支名称。

1. 胃左动脉　2. 脾动脉　3. 肝总动脉　4. 肝固有动脉　5. 胃十二指肠动脉　6. 肝固有动脉　7. 肝右支　8. 肝左支　9. 胆囊动脉　10. 胃右动脉　11. 胰十二直肠上动脉　12. 胃网膜右动脉　13. 胃网膜左动脉　14. 胃短动脉　15. 脾支　16. 胰支

（三）思考题

1. 简述肾角的构成及临床意义。

答：在腹后壁位于第 12 肋下缘与竖脊肌外侧缘交角处，称肾角（肋脊角或肾区）。肾病变时，此处常有压痛或叩击痛。

2. 简述 McBurney 点的定义及临床意义。

答：以脐与右髂前上棘连线的的中，外 1/3 交点处为标志，此点在临床上称为麦氏点，患阑尾炎时，此处常有明显压痛。

3. 阑尾的位置有哪些？手术中如何寻找阑尾？化脓性阑尾炎为什么会引起肝脓肿？

答：中国人阑尾常见的位置顺序如下：①回肠前位：约占 28%；②盆位：约占 26%；③盲肠后位：约占 24%；④回肠后位：约占 8%；⑤盲肠下位：约占 6%，少数尚有高位阑尾（在右肝下方）、盲肠壁浆膜下阑尾以及左下腹位阑尾等。

手术中循盲肠的结肠带找阑尾。

阑尾静脉经由回结肠静脉、肠系膜上静脉汇入肝门静脉。因此，化脓性阑尾炎时细菌栓子可随静脉血流入肝，引起肝脓肿。

4. 供应结肠的动脉有哪些？

答：（1）肠系膜上动脉分支包括：回结肠动脉、右结肠动脉、中结肠动脉。

（2）肠系膜下动脉分支包括：左结肠动脉、乙状结肠动脉。

5. 试述门静脉的组成、毗邻、主要属支及结构特点。

答：（1）组成：由肠系膜上静脉与脾静脉在胰颈的后方合成。

（2）毗邻：左前方—肝固有动脉，右前方—胆总管，后方—隔网膜孔与下腔静脉相邻。

（3）属支：肠系膜上、下静脉，胃左、右静脉，脾静脉，胆囊静脉，附脐静脉。

（4）特点：始末两端均为毛细血管，一端始于胃、肠、胰、脾的毛细血管内，另一端终于肝小叶内的血窦。肝门静脉缺乏瓣膜。

6. 根据肾的位置毗邻关系，施行肾切除术应注意哪些问题？

答：两肾后面第 12 肋以上部分，隔膈肌对向肋膈隐窝，故肾手术经后入路时，应予注意勿损伤肋膈隐窝，以免造成气胸。第 12 肋以下部分，肾后面从内侧向外侧依次与腰大肌、腰方肌和腹横肌相贴（隔以筋膜）以及其前方的肋下血管和肋下神经、髂腹下神经、髂腹股沟神经和生殖股神经等相邻接。肾为腹膜后位器官，紧贴腹后壁。因此，腹膜外手术入路，右肾的手术应防止损伤下腔静脉、十二指肠降部等结构，左肾手术应防止损伤胰体、胰尾。若需切除第 12 肋时应注意保护胸膜。

7. 左、右肾静脉有何不同？精索静脉曲张多见于哪一侧？为什么？

答：（1）右肾静脉短，左肾静脉较长；左肾静脉收纳左肾上腺静脉、左睾丸（卵巢）静脉，并与肾周围静脉吻合，而右肾静脉无属支。

（2）精索静脉曲张多见于左侧，因为左精索内静脉长，呈直角进入肾静脉，血流受到一定阻力。左肾静脉附近的左精索内静脉无瓣膜，因此血液容易倒流。左精索内静脉位于乙状结肠之后，易受肠内粪便的压迫，影响血液回流。

实验八 盆部及会阴

（一）绘图（略）。

（二）填图

据解剖所见，标出髂内、外动脉及其分支。

1. 髂外动脉 2. 髂内动脉 3. 臀上动脉 4. 臀下动脉 5. 阴部内动脉 6. 直肠下动脉 7. 阴道动脉 8. 阴道支 9. 膀胱下动脉 10. 闭孔动脉 11. 旋髂深动脉 12. 腹壁下动脉。

（三）思考题

1. 简述盆膈、尿生殖膈构成。

答：（1）盆膈：由肛提肌、尾骨肌及覆盖于它们上方和下方的盆膈上、下筋膜共同构成，其中央部有肛管穿过。

（2）尿生殖膈：尿生殖膈上，下筋膜间的会阴深横肌和尿道括约肌共同组成尿生殖膈，封闭尿生殖区。尿生殖膈有加强盆底，协助承托盆腔脏器的作用，同时有男性尿道及女性尿道和阴道穿过。

2. 简述产科会阴定义及其临床意义。

答：临床上，常将肛门和外生殖器之间的软组织称为会阴，即所谓狭义的会阴。女性分娩时，要保护此区，以免造成会阴撕裂。

3. 盆腔脏器的排列关系如何？直肠指检时，其前方在男性、女性分别可触到哪些结构？

答：（1）盆腔脏器位置排列：前方—膀胱及尿道；中部：内生殖器，（男）输精管壶腹、精囊、射精管、前列腺；（女）子宫、阴道上部、子宫阔韧带及内的卵巢、输卵管；后方—直肠。

（2）直肠前方：（男）邻直肠膀胱陷凹，膀胱底，前列腺，精囊，输精管壶腹，输精管盆部；（女）直肠上部：隔直肠子宫陷凹与子宫颈，阴道穹后部相邻；直肠下部：邻阴道后壁。

4. 膀胱空虚或充盈时，膀胱与腹膜关系如何？有何临床意义？

答：膀胱在空虚时，膀胱尖不超过耻骨联合上缘，为腹膜外位器官；尿液充盈时，膀胱尖高出耻骨联合平面以上，此时由腹前壁折向膀胱上面的腹膜返折线也随之上移，上升到了耻骨联合上缘以上，使膀胱前下壁直接与腹前壁相接触，膀胱变为腹膜间位器官。因此，当膀胱充盈时，在耻骨联合上方进行膀胱穿刺，可不通过腹膜腔，不会损伤腹膜。新生儿的膀胱比成年人高，大部分位于腹腔内，随着年龄的增长和骨盆腔的发育，其位置逐渐下降。

5. 子宫切除术，游离子宫时需切断哪些结构？术中应防止损伤哪些重要结构？

答：①应切断子宫阔韧带、子宫主韧带、子宫圆韧带、骶子宫韧带、耻骨子宫韧带；②应防止损伤输尿管。

6. 何谓子宫附件？试述输卵管的位置、分部及临床意义。

答：（1）临床上常将卵巢和输卵管称为子宫附件。

（2）输卵管位置：位于子宫阔韧带上缘内，连于子宫底的两侧。

（3）输卵管分部：子宫部——卵子进入子宫的通道；输卵管峡——女性结扎的部位；输卵管壶腹——卵子受精的部位；输卵管漏斗——引导卵子进入输卵管。

7. 说明坐骨直肠窝的位置、组成及临床意义？

答：（1）境界：位于肛管两侧，呈底向下的锥形腔隙；内侧壁——肛门外括约肌、肛提肌、尾骨肌及覆盖它们的盆腔下筋膜；外侧壁——坐骨结节、闭孔内肌、闭孔筋膜；前壁——会阴浅横肌及尿生殖膈后缘；后壁——臀大肌下缘及其深面的骶结节韧带；尖——由盆膈下筋膜与闭孔筋膜汇合而成；底——肛门两侧的皮肤。

（2）临床意义：坐骨直肠窝脓肿可扩散至直肠和肛管，向前扩散至肛提肌与尿生殖膈之间形成的前隐窝，向后扩散至臀大肌，骶结节韧带与尾骨肌之间的后隐窝。

8. 尿道在尿生殖膈以上断裂或海绵体部断裂时尿液渗出途径如何？

答：当尿道外伤在尿生殖膈以上破裂时，尿液将渗于腹膜外间隙内。若尿道膜部破裂，尿液仅渗入会阴深隙内，并不向外蔓延。如尿道球部（海绵体部的起始部）破裂，尿液会渗入会阴浅隙内。尿液渗入会阴浅隙后，就在这延续层的深面广泛外渗，向阴囊、阴茎和腹前壁下部蔓延。而该层不伸展至肛门三角，尿液就不能向后渗出，并由于浅筋膜（Scarpa 筋膜）的深层附着于大腿阔筋膜，尿液也不会渗至下肢。

附录二　《局部解剖学》实物标本考试复习要点

一、上肢

腋窝、腋窝尖、头静脉、贵要静脉、肘正中静脉、腋动脉、腋静脉、胸尖峰动脉、胸外侧动脉、肩胛下动脉、胸背动脉、旋肩胛动脉、臂丛内侧束、臂丛外侧束、臂丛后束、腋神经、桡神经、尺神经、正中神经、肌皮神经、胸长神经、三角肌、冈上肌、冈下肌、大圆肌、小圆肌、肩胛下肌、斜方肌、背阔肌、肩胛提肌、胸大肌、胸小肌、前锯肌、腋窝尖淋巴结、腋窝中央淋巴结、腋窝肩胛下淋巴结、腋窝胸肌淋巴结，腋窝外侧淋巴结、肱二头肌、喙肱肌、肱肌、肱三头肌、肱动脉、肱静脉、肱骨肌管、肘窝、肱二头肌腱膜、臂内侧皮神经、前臂内侧皮神经、前臂外侧皮神经、尺动脉、尺静脉、桡动脉、桡静脉、桡血管神经束、尺血管神经束、正中血管神经束、骨间前血管神经束、肱深动脉、肱骨肌管、肱桡肌、旋前圆肌、桡侧腕屈肌、掌长肌、尺侧腕屈肌、指浅屈肌、指深屈肌、拇长屈肌、旋前方肌、骨间膜，桡侧腕长伸肌、桡侧腕短伸肌、指伸肌、小指伸肌、尺侧腕伸肌、旋后肌、拇长展肌、拇短伸肌、拇长伸肌、示指伸肌、鱼际、小鱼际、蚓状肌、骨间肌、腕掌侧韧带、屈肌支持带，腕管、伸肌支持带、掌腱膜、掌浅弓，掌深弓、指掌侧总动脉、指掌侧固有动脉、指掌侧总神经、指掌侧固有神经。

二、下肢

阔筋膜、隐静脉裂孔、阔筋膜张肌、臀大肌、臀中肌、臀小肌、梨状肌、闭孔内肌腱、股方肌、梨状肌上孔、梨状肌下孔、腹股沟浅淋巴结、腹股沟深淋巴结、缝匠肌、股四头肌、耻骨肌、长收肌、短收肌、大收肌、股薄肌、股二头肌、半腱肌、半膜肌、骨鞘、股动脉、股静脉、股环、股管、股神经、隐神经、收肌管、股外侧皮神经、坐骨神经、旋股内侧动脉、旋股外侧动脉、股深动脉、闭孔动脉、臀上神经、臀下神经、臀上血管神经、臀下血管神经、腹股沟韧带、腔隙韧带、耻骨梳韧带、髂耻弓、收肌腱裂孔、腘动脉、腘静脉、胫前动脉、胫后动脉、胫神经、腓总神经、腘肌、胫骨前肌、踇长伸肌、趾长伸肌、腓骨长肌、腓骨短肌、小腿三头肌、胫骨后肌、踇长屈肌、趾长屈肌、腓深神经、腓浅神经、足背动脉、踝管、足底内侧血管神经、足底外侧血管神经。

三、头面部

帽状腱膜、海绵窦、上矢状窦、下矢状窦、直窦、横窦、乙状窦、大脑镰、小脑镰、小脑幕、小脑幕切迹、动眼神经、滑车神经、展神经、眼神经、上颌神经、内板、外板、鞍区、垂体、枕骨大孔、斜坡、小脑窝（扁桃体窝）、延髓、小脑扁桃体、腮腺、腮腺导管、面神经、面动脉、面静脉、甲状腺上动脉、舌动脉、上颌动脉、颞浅动脉、枕动脉、耳后动脉、脑膜中动脉、眼神经、上颌神经、下颌神经、眶上神经、眶下神经、颏神经、舌神经、下牙槽神经、下牙槽动脉、耳颞神经、颈内动脉、颈内静脉、舌咽神经、迷走神经、副神经、舌下神经、咬肌、颞肌、翼内肌、翼外肌。

四、颈部

颈外静脉、颈前静脉、面神经颈支、颈阔肌、胸锁乳突肌、颈丛、枕小神经、耳大神经、颈横神经、锁骨上神经、下颌下三角、二腹肌前腹、二腹肌前腹、舌骨、下颌舌骨肌、舌骨舌肌、舌神经、下颌下神经节、下颌下腺、下颌下腺导管、舌下神经、舌动脉、下颌下淋巴结、颏下三角、颏淋巴结、颈动脉三角、肩胛舌骨肌上腹、肩胛舌骨肌下腹、肌三角、枕三角、锁骨上三角、颈攀、膈神经、锁骨下静脉、锁骨下动脉、斜角肌间隙、臂丛，前斜角肌、中斜角肌、后斜角肌、斜角肌间隙、面神经、颈阔肌、颈动脉鞘、颈交感干、胸膜顶、椎动脉三角、胸导管、甲状颈干、椎动脉、椎静脉、胸廓内动脉、交感干、颈上神经节、胸锁乳突肌、下颌舌骨肌、下颌下腺、颈内静脉、颈外静脉、静脉角、颈总动脉、颈内动脉、颈外动脉、面动脉、舌动脉、迷走神经、喉上神经、喉上神经喉内支、喉上神经喉外支、喉返神经、甲状腺上动脉、甲状腺下动脉、甲状腺侧叶、甲状腺峡、环状软骨、气管软骨环、气管食管沟、胸骨甲状肌、胸骨舌骨肌、刻下淋巴结、下颌下淋巴结、腮腺淋巴结、乳突淋巴结、枕淋巴结、锁骨上淋巴结、颈内静脉二腹肌淋巴结（角淋巴结）、颈内静脉肩押舌骨肌淋巴结、Virchow's 淋巴结。

五、胸部

乳腺叶、输乳管、乳房悬韧带、胸大肌、胸小肌、锁骨下肌、锁胸筋膜、头静脉、胸尖峰动脉、胸尖峰静脉、肋间肌、前锯肌、胸长神经、胸外侧动脉、胸外侧静脉、胸肌淋巴结、肋间血管、肋间神经、胸廓内动脉、胸横肌、纵膈、壁胸膜、肋胸膜、膈胸膜、纵隔胸膜、胸膜顶、脏胸膜、肋膈隐窝、肺尖、肺底、肋面（肺）、纵隔面（肺）、斜裂（肺）、水平裂（肺）、上叶（左肺）、下叶（左肺）、上叶（右肺）、中叶（右肺）、下叶（右肺）、肺门、肺根、肺韧带、左主支气管、右主支气管、气管、气管隆嵴、气管叉、膈肌、膈中心腱、胸腺、上腔静脉、左头臂静脉、右头臂静脉、下腔静脉、肺静脉、肺动脉、主动脉弓、头臂干、左颈总动脉、左锁骨下动脉、膈神经、迷走神经、食管、左喉返神经、胸导管、心包、心包腔、心包膈血管、食管、升主动脉、胸主动脉、胸导管、奇静脉弓、奇静脉、半奇静脉、副半奇静脉、胸交感干、内脏大神经、左冠状动脉、右冠状动脉、动脉韧带、心包横窦、心包斜窦、心包前下窦、动脉导管三角。

六、腹部（1）

Camper 筋膜、Scarpa 筋膜、腹壁浅静脉、旋髂浅静脉、腋静脉、肋间神经、腹直肌鞘、腹直肌、腹外斜肌、腹内斜肌、腹横肌、髂腹下神经、髂腹股沟神经、生殖股神经、腹壁上动脉、腹壁下动脉、弓状线、半月线、白线、腱划、腹股沟管浅环、腹股沟韧带、耻骨梳韧带、腹股沟镰、腹股沟内侧窝、腹股沟外侧窝、腹股沟三角、腹股沟区、精索、腹膜、壁腹膜、脏腹膜、腹膜腔、腹膜内位器官、腹膜间位器官、腹膜外位器官、结肠上区、结肠下区、横结肠、横结肠系膜、食管腹段、胃、肝、胰、脾、十二指肠、十二指肠上部、十二指肠降部、十二指肠水平部、十二指肠升部、十二指肠球、十二指肠上曲、十二指肠下曲、十二指肠大乳头、大网膜、胃结肠韧带、肝胃韧带、肝十二指肠韧带、腹腔干、肠系膜上动脉、肠系膜下动脉、肝总动脉、肝固有动脉、胃右动脉、胃左动脉、胃短动脉、胃网膜左动脉、胃网膜右动脉、脾动脉、迷走神经、镰状韧带、肝门、第二肝门、肝蒂、肝圆韧带、冠状韧带、脾肾韧带、胃脾韧带、肝左管、肝右管、肝总管、胆总管、肝门静脉、肠系膜上静脉、肠系膜下静脉、脾静脉、胆囊、胆囊动脉、胆囊三角、胆囊管、胰头、胰体、胰尾、主胰管、副胰管、脾切迹。

七、腹部（2）

空肠、回肠、系膜三角、Treitz 韧带、盲肠、回盲部、阑尾、阑尾系膜、阑尾动脉、升结肠、横结肠、降结肠、乙状结肠、结肠左曲、结肠右曲、结肠带、结肠袋、肠脂垂、回盲口、回盲瓣、Mcburney 点、边缘动脉、直动脉、肠系膜上动脉、回结肠动脉、阑尾动脉、右结肠动脉、中结肠动脉、肠系膜下动脉，左结肠动脉、乙状结肠动脉、直肠上动脉、小肠系膜、小肠系膜根、左肠系膜窦、右肠系膜窦、左结肠旁沟、右结肠旁沟、肝门静脉、肠系膜上静脉、肠系膜下静脉、脾静脉、胃左静脉、胃右静脉、胆总管、肝固有动脉、下腔静脉、肾、肾门、肾窦、肾蒂、肾动脉、肾静脉、肾盂、肾上腺、输尿管、腹主动脉、睾丸（卵巢）动脉、下腔静脉、左肾静脉、右肾静脉、纤维囊（肾）、脂肪囊（肾）、肾筋膜（肾）、腰大肌、腰方肌、交感干、肝肾隐窝。

八、盆部、会阴

大骨盆、小骨盆、界线、肛提肌、尾骨肌、髂总动脉、髂外动脉、髂内动脉、髂外静脉、髂内静脉、腹壁下动脉、旋髂深动脉、臀上动脉、臀下动脉、闭孔动脉、臀上静脉、臀下静脉、闭孔静脉、膀胱上动脉、膀胱下动脉、子宫动脉、直肠下动脉、阴部内动脉、髂外淋巴结、髂内淋巴结、闭孔神经、骶丛、直肠、直肠横襞、直肠壶腹、骶交感干、膀胱底、膀胱体、膀胱尖、膀胱颈、膀胱三角、输尿管间襞、输尿管口、尿道内口、前列腺、前列腺底、前列腺尖、耻骨联合、尿道前列腺部、尿道膜部、尿道海绵体部、前列腺后沟、精囊腺、输精管壶腹、输精管、射精管、子宫、子宫底、子宫体、子宫颈、子宫峡、子宫附件、卵巢、卵巢悬韧带、卵巢固有韧带、输卵管、输卵管子宫部、输卵管峡、输卵管壶腹、输卵管漏斗、子宫阔韧带、子宫圆韧带、子宫动脉、直肠子宫陷凹、子宫膀胱陷凹、直肠膀胱陷凹、会阴、狭义会阴、尿生殖三角、肛三角、坐骨直肠窝、坐骨结节、会阴浅横肌、会阴深横肌、阴道穹、肛柱、肛瓣、肛窦、齿状线、肛梳、肛门内括约肌、肛门外括约肌皮下部、肛门外括约肌皮浅部、肛门外括约肌皮深部、会阴中心腱、坐骨棘、坐骨结节、坐骨小孔、坐骨大孔、阴部内动脉、阴部内静脉、阴部神经、盆膈、盆膈上筋膜、盆膈下筋膜、尿生殖膈、尿生殖膈上筋膜、尿生殖膈下筋膜、阴茎、阴道前庭。

附录三 《局部解剖学》实物标本期中考试模拟试卷

模拟试卷（一）

序号	标本考试内容	学生答案		监考教师签字
1	头静脉	对（ ）	错（ ）	
2	肩胛下肌	对（ ）	错（ ）	
3	尺血管神经束	对（ ）	错（ ）	
4	阔筋膜	对（ ）	错（ ）	
5	股二头肌	对（ ）	错（ ）	
6	臀下神经	对（ ）	错（ ）	
7	海绵窦	对（ ）	错（ ）	
8	下牙槽神经	对（ ）	错（ ）	
9	舌动脉	对（ ）	错（ ）	
10	颈内静脉	对（ ）	错（ ）	

备注：学生考试时间__________ 至 __________ （北京时间）

标本考试学生得分：__________分

核分人：______________

____

模拟试卷（二）

序号	标本考试内容	学生答案		监考教师签字
1	贵要静脉	对（　　）	错（　　）	
2	正中血管神经束	对（　　）	错（　　）	
3	半腱肌	对（　　）	错（　　）	
4	臀上血管神经	对（　　）	错（　　）	
5	大脑镰	对（　　）	错（　　）	
6	腮腺	对（　　）	错（　　）	
7	舌神经	对（　　）	错（　　）	
8	胸锁乳突肌	对（　　）	错（　　）	
9	斜角肌间隙	对（　　）	错（　　）	
10	颈外静脉	对（　　）	错（　　）	

备注：学生考试时间＿＿＿＿＿＿　至　＿＿＿＿＿＿　（北京时间）

标本考试学生得分：＿＿＿＿＿分

核分人：＿＿＿＿＿＿＿＿

＿＿＿＿＿＿＿＿

模拟试卷（三）

序号	标本考试内容	学生答案		监考教师签字
1	肘正中静脉	对（　　）	错（　　）	
2	背阔肌	对（　　）	错（　　）	
3	骨间前血管神经束	对（　　）	错（　　）	
4	半膜肌	对（　　）	错（　　）	
5	臀下血管神经	对（　　）	错（　　）	
6	小腿三头肌	对（　　）	错（　　）	
7	腮腺导管	对（　　）	错（　　）	
8	下牙槽神经	对（　　）	错（　　）	
9	下颌下腺	对（　　）	错（　　）	
10	静脉角	对（　　）	错（　　）	

备注：学生考试时间__________ 至 __________（北京时间）

标本考试学生得分：__________分

核分人：______________

____

模拟试卷（四）

序号	标本考试内容	学生答案		监考教师签字
1	腋动脉	对（　　）	错（　　）	
2	肱深动脉	对（　　）	错（　　）	
3	腕管	对（　　）	错（　　）	
4	梨状肌上孔	对（　　）	错（　　）	
5	股鞘	对（　　）	错（　　）	
6	腹股沟韧带	对（　　）	错（　　）	
7	小脑幕	对（　　）	错（　　）	
8	面神经	对（　　）	错（　　）	
9	下牙槽动脉	对（　　）	错（　　）	
10	颈总动脉	对（　　）	错（　　）	

备注：学生考试时间__________ 至 __________ （北京时间）

标本考试学生得分：__________分

核分人：________________

____

模拟试卷（五）

序号	标本考试内容	学生答案		监考教师签字
1	尺神经	对（　　）	错（　　）	
2	胸大肌	对（　　）	错（　　）	
3	肱骨肌管	对（　　）	错（　　）	
4	股动脉	对（　　）	错（　　）	
5	胫骨前肌	对（　　）	错（　　）	
6	小脑幕切迹	对（　　）	错（　　）	
7	面动脉	对（　　）	错（　　）	
8	耳颞神经	对（　　）	错（　　）	
9	迷走神经	对（　　）	错（　　）	
10	颈内动脉	对（　　）	错（　　）	

备注：学生考试时间＿＿＿＿＿＿＿　至　＿＿＿＿＿＿＿　（北京时间）

标本考试学生得分：＿＿＿＿＿＿分

核分人：＿＿＿＿＿＿＿＿＿＿

＿＿＿＿＿＿＿＿＿＿

模拟试卷（六）

序号	标本考试内容	学生答案		监考教师签字
1	正中神经	对（　　）	错（　　）	
2	胸小肌	对（　　）	错（　　）	
3	股静脉	对（　　）	错（　　）	
4	面神经	对（　　）	错（　　）	
5	面静脉	对（　　）	错（　　）	
6	颈内动脉	对（　　）	错（　　）	
7	颈横神经	对（　　）	错（　　）	
8	迷走神经	对（　　）	错（　　）	
9	颈交感干	对（　　）	错（　　）	
10	颈外动脉	对（　　）	错（　　）	

备注：学生考试时间__________ 至 __________ （北京时间）

标本考试学生得分：__________分

核分人：______________

____

模拟试卷（七）

序号	标本考试内容	学生答案		监考教师签字
1	桡神经	对（　　）	错（　　）	
2	前锯肌	对（　　）	错（　　）	
3	股动脉	对（　　）	错（　　）	
4	腓深神经	对（　　）	错（　　）	
5	三叉神经	对（　　）	错（　　）	
6	甲状腺上动脉	对（　　）	错（　　）	
7	颈内静脉	对（　　）	错（　　）	
8	迷走神经	对（　　）	错（　　）	
9	前斜角肌	对（　　）	错（　　）	
10	颈总动脉	对（　　）	错（　　）	

备注：学生考试时间＿＿＿＿＿＿　至　＿＿＿＿＿＿　（北京时间）

标本考试学生得分：＿＿＿＿＿分

核分人：＿＿＿＿＿＿＿＿

＿＿＿＿＿＿＿＿

模拟试卷（八）

序号	标本考试内容	学生答案		监考教师签字
1	腋神经	对（　　）	错（　　）	
2	肱二头肌	对（　　）	错（　　）	
3	股神经	对（　　）	错（　　）	
4	腓浅神经	对（　　）	错（　　）	
5	眶上神经	对（　　）	错（　　）	
6	舌动脉	对（　　）	错（　　）	
7	舌下神经	对（　　）	错（　　）	
8	下颌下腺	对（　　）	错（　　）	
9	椎动脉	对（　　）	错（　　）	
10	膈神经	对（　　）	错（　　）	

备注：学生考试时间__________ 至 __________ （北京时间）

标本考试学生得分：__________**分**

核分人：______________

____

模拟试卷（九）

序号	标本考试内容	学生答案		监考教师签字
1	桡神经	对（　　）	错（　　）	
2	尺动脉	对（　　）	错（　　）	
3	股神经	对（　　）	错（　　）	
4	腘动脉	对（　　）	错（　　）	
5	副神经	对（　　）	错（　　）	
6	上颌动脉	对（　　）	错（　　）	
7	迷走神经	对（　　）	错（　　）	
8	二腹肌	对（　　）	错（　　）	
9	胸导管	对（　　）	错（　　）	
10	交感干	对（　　）	错（　　）	

备注：学生考试时间＿＿＿＿＿＿ 至 ＿＿＿＿＿＿ （北京时间）

标本考试学生得分：＿＿＿＿＿＿分

核分人：＿＿＿＿＿＿＿＿

＿＿＿＿＿＿＿＿

模拟试卷（十）

序号	标本考试内容	学生答案		监考教师签字
1	尺神经	对（　　）	错（　　）	
2	旋前方肌	对（　　）	错（　　）	
3	梨状肌上孔	对（　　）	错（　　）	
4	隐神经	对（　　）	错（　　）	
5	腘静脉	对（　　）	错（　　）	
6	踝管	对（　　）	错（　　）	
7	下颌神经	对（　　）	错（　　）	
8	颞浅动脉	对（　　）	错（　　）	
9	副神经	对（　　）	错（　　）	
10	颈外静脉	对（　　）	错（　　）	

备注：学生考试时间____________　至　____________　（北京时间）

标本考试学生得分：__________分

核分人：____________________

____

模拟试卷（十一）

序号	标本考试内容	学生答案		监考教师签字
1	正中神经	对（　　）	错（　　）	
2	肱三头肌	对（　　）	错（　　）	
3	梨状肌下孔	对（　　）	错（　　）	
4	收肌管	对（　　）	错（　　）	
5	胫前动脉	对（　　）	错（　　）	
6	足底内侧血管神经	对（　　）	错（　　）	
7	舌下神经	对（　　）	错（　　）	
8	椎动脉	对（　　）	错（　　）	
9	喉返神经	对（　　）	错（　　）	
10	颈总动脉	对（　　）	错（　　）	

备注：学生考试时间＿＿＿＿＿＿　至　＿＿＿＿＿＿　（北京时间）

标本考试学生得分：＿＿＿＿＿分

核分人：＿＿＿＿＿＿＿＿

＿＿＿＿＿＿＿＿

模拟试卷（十二）

序号	标本考试内容	学生答案		监考教师签字
1	肌皮神经	对（　　）	错（　　）	
2	肱动脉	对（　　）	错（　　）	
3	胫后动脉	对（　　）	错（　　）	
4	足底外侧血管神经	对（　　）	错（　　）	
5	面动脉	对（　　）	错（　　）	
6	小脑幕切迹	对（　　）	错（　　）	
7	下牙槽神经	对（　　）	错（　　）	
8	膈神经	对（　　）	错（　　）	
9	椎动脉	对（　　）	错（　　）	
10	迷走神经	对（　　）	错（　　）	

备注：学生考试时间＿＿＿＿＿＿　至　＿＿＿＿＿＿　（北京时间）

标本考试学生得分：＿＿＿＿＿分

核分人：＿＿＿＿＿＿＿＿

＿＿＿＿＿＿＿＿

模拟试卷（十三）

序号	标本考试内容	学生答案		监考教师签字
1	胸长神经	对（　　）	错（　　）	
2	肱动脉	对（　　）	错（　　）	
3	股四头肌	对（　　）	错（　　）	
4	坐骨神经	对（　　）	错（　　）	
5	胫神经	对（　　）	错（　　）	
6	帽状腱膜	对（　　）	错（　　）	
7	垂体窝	对（　　）	错（　　）	
8	脑膜中动脉	对（　　）	错（　　）	
9	锁骨下静脉	对（　　）	错（　　）	
10	椎动脉	对（　　）	错（　　）	

备注：学生考试时间____________ 至 ____________ （北京时间）

标本考试学生得分：__________分

核分人：____________________

____

模拟试卷（十四）

序号	标本考试内容	学生答案		监考教师签字
1	三角肌	对（　　）	错（　　）	
2	掌浅弓	对（　　）	错（　　）	
3	腓总神经	对（　　）	错（　　）	
4	海绵窦	对（　　）	错（　　）	
5	垂体	对（　　）	错（　　）	
6	下颌神经	对（　　）	错（　　）	
7	舌神经	对（　　）	错（　　）	
8	锁骨下动脉	对（　　）	错（　　）	
9	交感干	对（　　）	错（　　）	
10	甲状腺上动脉	对（　　）	错（　　）	
备注：学生考试时间＿＿＿＿＿＿　至　＿＿＿＿＿＿　（北京时间）				

标本考试学生得分：＿＿＿＿＿＿分

核分人：＿＿＿＿＿＿＿＿＿＿

＿＿＿＿＿＿＿＿＿＿

模拟试卷（十五）

序号	标本考试内容	学生答案		监考教师签字
1	冈上肌	对（ ）	错（ ）	
2	指掌侧总动脉	对（ ）	错（ ）	
3	股神经	对（ ）	错（ ）	
4	腹股沟韧带	对（ ）	错（ ）	
5	上矢状窦	对（ ）	错（ ）	
6	颈内动脉	对（ ）	错（ ）	
7	上颌神经	对（ ）	错（ ）	
8	舌神经	对（ ）	错（ ）	
9	交感干	对（ ）	错（ ）	
10	甲状腺下动脉	对（ ）	错（ ）	

备注：学生考试时间__________ 至 __________ （北京时间）

标本考试学生得分：__________分

核分人：______________

____

模拟试卷（十六）

序号	标本考试内容	学生答案		监考教师签字
1	尺动脉	对（　　）	错（　　）	
2	指掌侧固有动脉	对（　　）	错（　　）	
3	股动脉	对（　　）	错（　　）	
4	小脑幕	对（　　）	错（　　）	
5	海绵窦	对（　　）	错（　　）	
6	下颌神经	对（　　）	错（　　）	
7	颈外静脉	对（　　）	错（　　）	
8	下颌下腺	对（　　）	错（　　）	
9	臂丛	对（　　）	错（　　）	
10	甲状腺侧叶	对（　　）	错（　　）	

备注：学生考试时间____________ 至 ____________ （北京时间）

标本考试学生得分：__________分

核分人：________________

____

模拟试卷（十七）

序号	标本考试内容	学生答案		监考教师签字
1	桡动脉	对（　　）	错（　　）	
2	指掌侧总神经	对（　　）	错（　　）	
3	闭孔血管	对（　　）	错（　　）	
4	缝匠肌	对（　　）	错（　　）	
5	扁桃体窝	对（　　）	错（　　）	
6	眶上神经	对（　　）	错（　　）	
7	颈前静脉	对（　　）	错（　　）	
8	下颌下腺	对（　　）	错（　　）	
9	前斜角肌	对（　　）	错（　　）	
10	甲状腺峡	对（　　）	错（　　）	

备注：学生考试时间＿＿＿＿＿＿　至　＿＿＿＿＿＿　（北京时间）

标本考试学生得分：＿＿＿＿＿＿分

核分人：＿＿＿＿＿＿＿＿＿＿

＿＿＿＿＿＿＿＿＿＿

模拟试卷（十八）

序号	标本考试内容	学生答案		监考教师签字
1	桡血管神经束	对（　）	错（　）	
2	指掌侧固有神经	对（　）	错（　）	
3	股薄肌	对（　）	错（　）	
4	臀上神经	对（　）	错（　）	
5	海绵窦	对（　）	错（　）	
6	眶下神经	对（　）	错（　）	
7	面神经	对（　）	错（　）	
8	舌下神经	对（　）	错（　）	
9	中斜角肌	对（　）	错（　）	
10	下颌下腺	对（　）	错（　）	

备注：学生考试时间＿＿＿＿＿＿　至　＿＿＿＿＿＿　（北京时间）

标本考试学生得分：＿＿＿＿＿＿分

核分人：＿＿＿＿＿＿＿＿

＿＿＿＿＿＿＿＿

模拟试卷（十九）

序号	标本考试内容	学生答案		监考教师签字
1	肌皮神经	对（ ）	错（ ）	
2	肱动脉	对（ ）	错（ ）	
3	缝匠肌	对（ ）	错（ ）	
4	胫后动脉	对（ ）	错（ ）	
5	足底外侧血管神经	对（ ）	错（ ）	
6	颞浅动脉	对（ ）	错（ ）	
7	咬肌	对（ ）	错（ ）	
8	膈神经	对（ ）	错（ ）	
9	颈外动脉	对（ ）	错（ ）	
10	迷走神经	对（ ）	错（ ）	

备注：学生考试时间＿＿＿＿＿＿ 至 ＿＿＿＿＿＿ （北京时间）

标本考试学生得分：＿＿＿＿＿＿分

核分人：＿＿＿＿＿＿＿＿

＿＿＿＿＿＿＿＿

模拟试卷（二十）

序号	标本考试内容	学生答案		监考教师签字
1	胸长神经	对（　）	错（　）	
2	桡动脉	对（　）	错（　）	
3	股四头肌	对（　）	错（　）	
4	坐骨神经	对（　）	错（　）	
5	胫神经	对（　）	错（　）	
6	帽状腱膜	对（　）	错（　）	
7	脑膜中动脉	对（　）	错（　）	
8	锁骨下静脉	对（　）	错（　）	
9	椎动脉	对（　）	错（　）	
10	喉返神经	对（　）	错（　）	

备注：学生考试时间＿＿＿＿＿＿ 至 ＿＿＿＿＿＿ （北京时间）

标本考试学生得分：＿＿＿＿＿＿分

核分人：＿＿＿＿＿＿＿＿

＿＿＿＿＿＿＿＿

附录四 《局部解剖学》实物标本期末考试模拟试卷

模拟试卷（一）

序号	标本考试内容	学生答案		监考教师签字
1	乳腺叶	对（　　）	错（　　）	
2	左主支气管	对（　　）	错（　　）	
3	内脏大神经	对（　　）	错（　　）	
4	腹股沟韧带	对（　　）	错（　　）	
5	肝固有动脉	对（　　）	错（　　）	
6	回肠	对（　　）	错（　　）	
7	右结肠旁沟	对（　　）	错（　　）	
8	肛提肌	对（　　）	错（　　）	
9	尿道内口	对（　　）	错（　　）	
10	尿生殖三角	对（　　）	错（　　）	

备注：学生考试时间＿＿＿＿＿＿＿ 至 ＿＿＿＿＿＿＿ （北京时间）

标本考试学生得分：＿＿＿＿＿＿分

核分人：＿＿＿＿＿＿＿＿＿＿

＿＿＿＿＿＿＿＿＿＿

模拟试卷（二）

序号	标本考试内容	学生答案		监考教师签字
1	输乳管	对（　　）	错（　　）	
2	右主支气管	对（　　）	错（　　）	
3	左冠状动脉	对（　　）	错（　　）	
4	精索	对（　　）	错（　　）	
5	胃右动脉	对（　　）	错（　　）	
6	肠系膜	对（　　）	错（　　）	
7	肝门静脉	对（　　）	错（　　）	
8	肛提肌	对（　　）	错（　　）	
9	前列腺	对（　　）	错（　　）	
10	肛三角	对（　　）	错（　　）	

备注：学生考试时间＿＿＿＿＿＿　至　＿＿＿＿＿＿　（北京时间）

标本考试学生得分：＿＿＿＿＿＿分

核分人：＿＿＿＿＿＿＿＿＿＿

＿＿＿＿＿＿＿＿＿＿

模拟试卷（三）

序号	标本考试内容	学生答案		监考教师签字
1	乳腺叶	对（　　）	错（　　）	
2	气管	对（　　）	错（　　）	
3	右冠状动脉	对（　　）	错（　　）	
4	壁腹膜	对（　　）	错（　　）	
5	胃左动脉	对（　　）	错（　　）	
6	肝圆韧带	对（　　）	错（　　）	
7	肠系膜上静脉	对（　　）	错（　　）	
8	髂总动脉	对（　　）	错（　　）	
9	前列腺底	对（　　）	错（　　）	
10	坐骨直肠窝	对（　　）	错（　　）	

备注：学生考试时间＿＿＿＿＿＿＿＿　至　＿＿＿＿＿＿＿＿　（北京时间）

标本考试学生得分：＿＿＿＿＿＿分

核分人：＿＿＿＿＿＿＿＿＿＿＿＿

＿＿＿＿＿＿＿＿＿＿＿＿

模拟试卷（四）

序号	标本考试内容	学生答案		监考教师签字
1	胸大肌	对（ ）	错（ ）	
2	气管隆嵴	对（ ）	错（ ）	
3	动脉韧带	对（ ）	错（ ）	
4	壁腹膜	对（ ）	错（ ）	
5	胃左动脉	对（ ）	错（ ）	
6	盲肠	对（ ）	错（ ）	
7	肠系膜下静脉	对（ ）	错（ ）	
8	髂外动脉	对（ ）	错（ ）	
9	前列腺尖	对（ ）	错（ ）	
10	坐骨结节	对（ ）	错（ ）	

备注：学生考试时间____________ 至 ____________ （北京时间）

标本考试学生得分：__________分

核分人：____________________

____

模拟试卷（五）

序号	标本考试内容	学生答案		监考教师签字
1	胸小肌	对（　　）	错（　　）	
2	气管叉	对（　　）	错（　　）	
3	心包	对（　　）	错（　　）	
4	脏腹膜	对（　　）	错（　　）	
5	胃网膜左动脉	对（　　）	错（　　）	
6	回盲部	对（　　）	错（　　）	
7	脾静脉	对（　　）	错（　　）	
8	髂内动脉	对（　　）	错（　　）	
9	耻骨联合	对（　　）	错（　　）	
10	骶结节韧带	对（　　）	错（　　）	

备注：学生考试时间＿＿＿＿＿＿　至　＿＿＿＿＿＿　（北京时间）

标本考试学生得分：＿＿＿＿＿＿分

核分人：＿＿＿＿＿＿＿＿

＿＿＿＿＿＿＿＿

模拟试卷（六）

序号	标本考试内容	学生答案		监考教师签字
1	胸小肌	对（　　）	错（　　）	
2	胸长神经	对（　　）	错（　　）	
3	心包	对（　　）	错（　　）	
4	腹膜腔	对（　　）	错（　　）	
5	胃网膜右动脉	对（　　）	错（　　）	
6	阑尾	对（　　）	错（　　）	
7	胃左静脉	对（　　）	错（　　）	
8	髂外动脉	对（　　）	错（　　）	
9	尿道前列腺部	对（　　）	错（　　）	
10	肛提肌	对（　　）	错（　　）	

备注：学生考试时间__________　至　__________　（北京时间）

标本考试学生得分：__________分

核分人：__________________

____

模拟试卷（七）

序号	标本考试内容	学生答案		监考教师签字
1	胸小肌	对（　　）	错（　　）	
2	膈中心腱	对（　　）	错（　　）	
3	心包	对（　　）	错（　　）	
4	胃大弯	对（　　）	错（　　）	
5	脾动脉	对（　　）	错（　　）	
6	阑尾系膜	对（　　）	错（　　）	
7	肝门静脉	对（　　）	错（　　）	
8	髂内动脉	对（　　）	错（　　）	
9	尿道膜部	对（　　）	错（　　）	
10	阴道穹	对（　　）	错（　　）	

备注：学生考试时间＿＿＿＿＿＿　至　＿＿＿＿＿＿　（北京时间）

标本考试学生得分：＿＿＿＿＿分

核分人：＿＿＿＿＿＿＿＿

＿＿＿＿＿＿＿＿

模拟试卷（八）

序号	标本考试内容	学生答案		监考教师签字
1	肋间肌	对（　　）	错（　　）	
2	胸腺	对（　　）	错（　　）	
3	动脉韧带	对（　　）	错（　　）	
4	镰状韧带	对（　　）	错（　　）	
5	迷走神经	对（　　）	错（　　）	
6	阑尾	对（　　）	错（　　）	
7	胆总管	对（　　）	错（　　）	
8	腹直肌鞘	对（　　）	错（　　）	
9	尿道海绵体部	对（　　）	错（　　）	
10	肛柱	对（　　）	错（　　）	

备注：学生考试时间＿＿＿＿＿＿　至　＿＿＿＿＿＿　（北京时间）

标本考试学生得分：＿＿＿＿＿分

核分人：＿＿＿＿＿＿＿＿＿＿

＿＿＿＿＿＿＿＿＿＿

模拟试卷（九）

序号	标本考试内容	学生答案		监考教师签字
1	前锯肌	对（ ）	错（ ）	
2	上腔静脉	对（ ）	错（ ）	
3	肝圆韧带	对（ ）	错（ ）	
4	胰头	对（ ）	错（ ）	
5	肝固有动脉	对（ ）	错（ ）	
6	升结肠	对（ ）	错（ ）	
7	肝总管	对（ ）	错（ ）	
8	腹主动脉	对（ ）	错（ ）	
9	前列腺后沟	对（ ）	错（ ）	
10	肛瓣	对（ ）	错（ ）	

备注：学生考试时间＿＿＿＿＿＿ 至 ＿＿＿＿＿＿ （北京时间）

标本考试学生得分：＿＿＿＿＿＿分

核分人：＿＿＿＿＿＿＿＿

＿＿＿＿＿＿＿＿

模拟试卷（十）

序号	标本考试内容	学生答案		监考教师签字
1	肋间血管	对（　　）	错（　　）	
2	左头臂静脉	对（　　）	错（　　）	
3	腱划	对（　　）	错（　　）	
4	胃底	对（　　）	错（　　）	
5	肝门	对（　　）	错（　　）	
6	横结肠	对（　　）	错（　　）	
7	下腔静脉	对（　　）	错（　　）	
8	输尿管	对（　　）	错（　　）	
9	精囊腺	对（　　）	错（　　）	
10	肛窦	对（　　）	错（　　）	

备注：学生考试时间__________　至　__________　（北京时间）

标本考试学生得分：__________分

核分人：__________________

____

模拟试卷（十一）

序号	标本考试内容	学生答案		监考教师签字
1	肋间神经	对（　　）	错（　　）	
2	右头臂静脉	对（　　）	错（　　）	
3	腹股沟韧带	对（　　）	错（　　）	
4	回盲部	对（　　）	错（　　）	
5	肝门	对（　　）	错（　　）	
6	降结肠	对（　　）	错（　　）	
7	肾门	对（　　）	错（　　）	
8	臀下动脉	对（　　）	错（　　）	
9	输精管壶腹	对（　　）	错（　　）	
10	齿状线	对（　　）	错（　　）	

备注：学生考试时间＿＿＿＿＿＿＿　至　＿＿＿＿＿＿＿　（北京时间）

标本考试学生得分：＿＿＿＿＿＿分

核分人：＿＿＿＿＿＿＿＿＿＿

＿＿＿＿＿＿＿＿＿＿

模拟试卷（十二）

序号	标本考试内容	学生答案		监考教师签字
1	胸廓内动脉	对（　　）	错（　　）	
2	下腔静脉	对（　　）	错（　　）	
3	大隐静脉	对（　　）	错（　　）	
4	横结肠	对（　　）	错（　　）	
5	肝蒂	对（　　）	错（　　）	
6	乙状结肠	对（　　）	错（　　）	
7	肾门	对（　　）	错（　　）	
8	闭孔动脉	对（　　）	错（　　）	
9	输精管	对（　　）	错（　　）	
10	肛梳	对（　　）	错（　　）	

备注：学生考试时间＿＿＿＿＿＿　至　＿＿＿＿＿＿　（北京时间）

标本考试学生得分：＿＿＿＿＿＿分

核分人：＿＿＿＿＿＿＿＿

＿＿＿＿＿＿＿＿

模拟试卷（十三）

序号	标本考试内容	学生答案		监考教师签字
1	胸小肌	对（　　）	错（　　）	
2	肺静脉	对（　　）	错（　　）	
3	腋动脉	对（　　）	错（　　）	
4	横结肠系膜	对（　　）	错（　　）	
5	肝圆韧带	对（　　）	错（　　）	
6	结肠左曲	对（　　）	错（　　）	
7	肾窦	对（　　）	错（　　）	
8	臀上血管	对（　　）	错（　　）	
9	输精管	对（　　）	错（　　）	
10	会阴中心腱	对（　　）	错（　　）	
备注：学生考试时间________　至　________　（北京时间）				

标本考试学生得分：________分

核分人：________________

____

模拟试卷（十四）

序号	标本考试内容	学生答案		监考教师签字
1	纵隔	对（　　）	错（　　）	
2	肺动脉	对（　　）	错（　　）	
3	肋间神经	对（　　）	错（　　）	
4	食管腹段	对（　　）	错（　　）	
5	镰状韧带	对（　　）	错（　　）	
6	结肠右曲	对（　　）	错（　　）	
7	肾蒂	对（　　）	错（　　）	
8	臀下血管	对（　　）	错（　　）	
9	子宫	对（　　）	错（　　）	
10	直肠壶腹	对（　　）	错（　　）	

备注：学生考试时间＿＿＿＿＿＿＿　至　＿＿＿＿＿＿＿　（北京时间）

标本考试学生得分：＿＿＿＿＿＿分

核分人：＿＿＿＿＿＿＿＿＿＿

＿＿＿＿＿＿＿＿＿＿

模拟试卷（十五）

序号	标本考试内容	学生答案		监考教师签字
1	壁胸膜	对（　　）	错（　　）	
2	主动脉弓	对（　　）	错（　　）	
3	腹直肌鞘	对（　　）	错（　　）	
4	胃底	对（　　）	错（　　）	
5	肝圆韧带	对（　　）	错（　　）	
6	结肠带	对（　　）	错（　　）	
7	肾动脉	对（　　）	错（　　）	
8	闭孔神经	对（　　）	错（　　）	
9	子宫底	对（　　）	错（　　）	
10	盆膈	对（　　）	错（　　）	

备注：学生考试时间__________ 至 __________ （北京时间）

标本考试学生得分：__________分

核分人：__________

____

模拟试卷（十六）

序号	标本考试内容	学生答案		监考教师签字
1	肋胸膜	对（　　）	错（　　）	
2	头臂干	对（　　）	错（　　）	
3	腹直肌	对（　　）	错（　　）	
4	肝门	对（　　）	错（　　）	
5	镰状韧带	对（　　）	错（　　）	
6	结肠袋	对（　　）	错（　　）	
7	肾静脉	对（　　）	错（　　）	
8	髂内动脉	对（　　）	错（　　）	
9	子宫体	对（　　）	错（　　）	
10	肛门外括约肌深部	对（　　）	错（　　）	

备注：学生考试时间__________　至　__________　（北京时间）

标本考试学生得分：__________分

核分人：__________

____

模拟试卷（十七）

序号	标本考试内容	学生答案		监考教师签字
1	膈胸膜	对（ ）	错（ ）	
2	左颈总动脉	对（ ）	错（ ）	
3	腹外斜肌	对（ ）	错（ ）	
4	胰头	对（ ）	错（ ）	
5	肝左管	对（ ）	错（ ）	
6	肠脂垂	对（ ）	错（ ）	
7	肾盂	对（ ）	错（ ）	
8	髂外动脉	对（ ）	错（ ）	
9	子宫颈	对（ ）	错（ ）	
10	会阴中心腱	对（ ）	错（ ）	

备注：学生考试时间__________ 至 __________ （北京时间）

标本考试学生得分：__________分

核分人：______________

____

模拟试卷（十八）

序号	标本考试内容	学生答案		监考教师签字
1	纵隔胸膜	对（　　）	错（　　）	
2	左锁骨下动脉	对（　　）	错（　　）	
3	腹内斜肌	对（　　）	错（　　）	
4	脾门	对（　　）	错（　　）	
5	肝右管	对（　　）	错（　　）	
6	阑尾	对（　　）	错（　　）	
7	肾上腺	对（　　）	错（　　）	
8	髂内动脉	对（　　）	错（　　）	
9	子宫峡	对（　　）	错（　　）	
10	前列腺底	对（　　）	错（　　）	

备注：学生考试时间__________ 至 __________ （北京时间）

标本考试学生得分：__________分

核分人：________________

____

模拟试卷（十九）

序号	标本考试内容	学生答案		监考教师签字
1	胸膜顶	对（　　）	错（　　）	
2	膈神经	对（　　）	错（　　）	
3	腹横肌	对（　　）	错（　　）	
4	十二指肠	对（　　）	错（　　）	
5	肝总管	对（　　）	错（　　）	
6	回盲瓣	对（　　）	错（　　）	
7	输尿管	对（　　）	错（　　）	
8	髂内动脉	对（　　）	错（　　）	
9	子宫颈	对（　　）	错（　　）	
10	肛提肌	对（　　）	错（　　）	

备注：学生考试时间__________ 至 __________ （北京时间）

标本考试学生得分：__________分

核分人：______________

____

模拟试卷（二十）

序号	标本考试内容	学生答案		监考教师签字
1	脏胸膜	对（　　）	错（　　）	
2	迷走神经	对（　　）	错（　　）	
3	肋间神经	对（　　）	错（　　）	
4	十二指肠上部	对（　　）	错（　　）	
5	胆总管	对（　　）	错（　　）	
6	肝门静脉	对（　　）	错（　　）	
7	腹主动脉	对（　　）	错（　　）	
8	髂外动脉	对（　　）	错（　　）	
9	卵巢	对（　　）	错（　　）	
10	坐骨小孔	对（　　）	错（　　）	

备注：学生考试时间____________　至　____________　（北京时间）

标本考试学生得分：__________**分**

核分人：____________________

____